"十三五"国家重点研发计划

天津市科普重点项目

凝血紊乱

一个微观世界的宏大故事

主 编　门剑龙　翟振国　雷　平

副主编　许俊堂　任　静　邓全军

U0338905

天津出版传媒集团

天津科技翻译出版有限公司

图书在版编目(CIP)数据

凝血紊乱：一个微观世界的宏大故事 / 门剑龙，翟
振国，雷平主编 . — 天津 : 天津科技翻译出版有限公司，
2021.3

ISBN 978-7-5433-3949-1

Ⅰ . ①凝… Ⅱ . ①门… ②翟… ③雷… Ⅲ . ①血栓栓塞—诊
疗 Ⅳ . ①R543

中国版本图书馆 CIP 数据核字 (2019) 第 152583 号

凝血紊乱：一个微观世界的宏大故事
NINGXUE WENLUAN: YIGE WEIGUAN SHIJIE DE HONGDA GUSHI

出　　版 :	天津科技翻译出版有限公司
出 版 人 :	刘子媛
地　　址 :	天津市南开区白堤路 244 号
邮政编码 :	300192
电　　话 :	(022)87894896
传　　真 :	(022)87895650
网　　址 :	www. tsttpc. com
印　　刷 :	唐山鼎瑞印刷有限公司
发　　行 :	全国新华书店
版本记录 :	880×1230　32 开本　8.75 印张　250 千字
	2021 年 3 月第 1 版　2021 年 3 月第 1 次印刷
	定价 : 68.00 元

（如发现印装问题，可与出版社调换）

编委会名单

主　　编　门剑龙　翟振国　雷　平

副主编　许俊堂　任　静　邓全军

编　　者（按姓氏汉语拼音排序）

边　颖　天津市第一中心医院

曹晓沧　天津医科大学总医院

陈　虹　重庆医科大学附属第一医院

陈永辉　天津医科大学总医院

戴向晨　天津医科大学总医院

邓全军　天津医科大学总医院

何　菊　天津市第一中心医院

胡蕙蕙　浙江大学医学院附属邵逸夫医院

季颖群　大连医科大学第一附属医院

雷　平　天津医科大学总医院

李积凤　首都医科大学附属北京朝阳医院

李溪远　天津医科大学总医院

李　杨　天津医科大学总医院

李拥军　北京医院

李　尤　西安交通大学第一附属医院

刘　丽　天津医科大学总医院

龙安华　北京潞河医院

娄 媛　天津市第一中心医院

马 睿　天津医科大学总医院

门剑龙　天津医科大学总医院

彭瑞龙　天津医科大学总医院

乔 宠　中国医科大学附属盛京医院

任 静　天津医科大学总医院

孙艺虹　中日友好医院

田红燕　西安交通大学第一附属医院

万 钧　中日友好医院,国家呼吸系统疾病临床研究中心

谢万木　中日友好医院,国家呼吸系统疾病临床研究中心

许俊堂　北京大学人民医院

许晓玲　浙江大学医学院附属邵逸夫医院

杨 涛　山西医学科学院,山西大医院

杨媛华　首都医科大学附属北京朝阳医院

杨 云　中国医科大学附属盛京医院

易 群　四川大学华西医院

应可净　浙江大学医学院附属邵逸夫医院

翟振国　中日友好医院,国家呼吸系统疾病临床研究中心

张建宁　天津医科大学总医院

张中和　大连医科大学第一附属医院

张珠博　天津医科大学总医院

赵 文　天津医科大学总医院

周俊豪　重庆医科大学附属第一医院

周 畔　浙江大学医学院附属邵逸夫医院

序　言

　　凝血紊乱是各种风险诱因长期存在或叠加影响所致的异常止血状态,不但是血管损害的病理基础,更是多种全身性疾患的驱动因素。凝血紊乱的发生是多源头、多因素、多维度、互为因果的病理生理过程,相关研究领域覆盖蛋白组学、免疫组学、基因组学和表观遗传学。作为凝血紊乱的严重后果,血栓栓塞已成为 21 世纪造成人类残疾和死亡的重要原因。

　　随着人类预期寿命的延长,血栓性疾病正逐渐成为老龄化社会的主要健康威胁,积极预防、及时干预是降低致残致死率并提高生命质量的关键。由于出凝血机制高度复杂,获得性风险与遗传易感性相互交织,往往使疾病过程和治疗效果呈现多样化。在临床上,医生们越来越意识到,有效的血栓防治应基于对凝血紊乱的敏锐洞察和对患者个体特征、联合用药以及禁忌证的充分认知,并动态评估治疗的安全性和有效性,从而平衡获益和风险。在此过程中,医生们还要充分利用各种检验、影像资源不断追寻血栓成因,探索关于疾病求因和合理干预等一系列问题,包括导致血栓发生的变量有哪些? 主要变量是什么? 如何选择有效干预措施? 围绕着这样的思路,我们得以指导和修正临床治疗的方式,评估药物的选择,决定治疗持续的时间。在实践中,一些求因过程是顺利的,但在许多时候,由于技术的局限,医生们会最终触碰到未知的领域。尽管如此,我们在求因的路上走得更远些,患者就会更安全些。在另一方面,血栓诊疗资源的有限性问题也逐渐凸显。循证医学先驱 Archie Cochrane 曾说过:"由于资源终将有限,因此应使用已被证明有明显效果的医疗保健措施。"为了确保规范诊疗措施的可获得性,应积极推动临床研究与基础研究有机结合,不断深化对血栓性疾病的了解,优化诊疗流程,提升疾病求因的能力,通过循证医学实践制定恰当的诊疗规则,对有限卫生资源进行合理配置和高效使用。

本书是一部面向临床和血栓相关领域的专业读物,围绕血栓的基础理论与临床前沿,系统阐释和解析了血栓防治领域的热点问题,内容涵盖凝血基本理论、血栓形成机制、静脉血栓、动脉血栓、心腔内血栓、遗传性血栓、特殊情况下血栓、抗凝药物、抗血小板药物以及实验监测,系统翔实,可读性强。本书的编者中,有许多是血栓防治与研究领域卓有建树的医生,他们多年来坚持不懈地推动血栓防治,不断积累经验、形成共识,这些成果在本书中都有充分体现。相信这本书能够帮助各专业的临床医生和血栓研究工作者更好地理解血栓性疾病,更为准确地把握预防理念和诊疗思路,为广大人民群众提供优良的健康服务,助益健康中国建设。

中国工程院院士
中国工程院副院长
中国医学科学院北京协和医学院院校长

前　言

古人言"流水不腐，户枢不蠹"，我们的身体大致如此。

血管可分为动脉和静脉，交织成网，遍布全身，其中血液流淌，循环不息。空气、食物、水甚至情绪对人体的影响几乎都要通过血液进行传递。动脉血液，如滔滔江河，为人体带来无限生机；静脉血液，如静水深流，支撑着人体的代谢循环。

血液凝固，是哺乳动物在历经千百万年自然选择后，逐渐获得的非凡能力。在残酷环境下，一只受伤的、出血不止的动物是毫无机会的，能够快速使伤口止血的个体才有可能幸存。从物理性质去看，血液凝固就是血液从流动状态转变为胶冻状态，所形成的栓子主要用于修补血管和避免出血，目的是维持生存。正常的血液凝固是快速、可控和有限的，属于机体自我保护性机制，称之为"止血"。

血液凝固还有另一幅致命的面孔——血栓。在现代社会，血栓疾病的发生率远高于出血性疾病，目前已成为威胁人类健康的主要杀手。什么是血栓？是失控，血液凝固过程的失控，是在短时间内形成的大型纤维蛋白团块堵塞血管，使血液不再流动，我们称之为"血栓形成"或"血栓栓塞"。血栓就像一个怪异暴虐的魔鬼，行迹隐匿，难以捉摸，常常又突然出现，令人措手不及。血栓栓子堵塞血管，人体组织器官就会功能减退或衰竭，及时治疗或可保命，延误者非死即残，心肌梗死（心梗）、脑梗死（脑梗）、下肢血栓、肺栓塞……莫不如是。

为什么有的血栓会致残或致命？为什么动脉硬化会造成血栓？为什么房颤会造成卒中？为什么手术后容易发生血栓？为什么没有伤口也会形成血栓？为什么癌症患者容易发生血栓？为什么老年人常发生血栓？为什么有些青年人也会发生血栓？为什么长途旅行会造成血栓？为什么有的血栓会造成习惯性流产？为什么口服避孕药会造成血

栓？为什么抗血栓药物对一些人无效？为什么一些抗血栓药物反而会造成更严重的血栓？

无数人的生活，在日日熙攘中度过，但求浮生安稳，祥和平静。预防血栓，治疗血栓，关乎岁月静好，关乎悲欢离合。我一直有愿望将血栓治疗领域各位临床专家的经验和思想聚拢成篇，也是多年来众人努力的些许汇总。时值秋日，蓝天澄澈，大畅文思，终经一番奋笔整理，集腋成裘，便有了后面的文字，供诸君赏月品茗之余浏览一番，或有提示警醒，也算不无裨益。

最后一句话：健康如此重要，无论在眼前的苟且或诗与远方。

门剑龙

2020 年 8 月

目　　录

第1章　血液凝固

门剑龙

血液凝固,是血液中的多种蛋白质发生连环式激活,改变了某段血管中的血液特性和微环境,使血管中原本流动的血液变成一团胶冻状的东西。

在历经千万年的生命演变之后,脊椎动物拥有了这种血液凝固的能力。这一能力对维系生命如此重要,尤其是动物受伤后的迅速止血,在物竞天择的背景下,决定着物种的生存。自然界中的一些猎食者甚至进化出了生物武器,可以破坏猎物的血液凝固能力,如蝮蛇的毒液。物种进化对人体血液凝固的设计更是精妙绝伦,有维持生理止血的外源性凝血途径,也有应对创伤的内源性凝血途径,在正常情况下可控且稳定,同时还被多种机制所制约,最终构成了健康人的止血体系。

外源性凝血途径是凝血过程的主体,可快速形成小型栓子,堵塞血管上的小伤口,这是我们一生中都无数次经历过的止血过程。当伤口较大时,比如手术、创伤,小型栓子不足以止血,人体则会在外源凝血途径的基础上,再激活内源性凝血途径,在短时间内使凝血效应放大,形成更大一些的栓子来封闭伤口,这也属于正常的范畴。

对于人类而言,止血能力甚至决定着我们这个物种的延续。人类的远古祖先经过漫长进化,从四肢行走转变为直立行走,再加上一个蕴含巨大脑容量的头骨,使得现代人不得不面对脊椎负荷加重等一系列问题,尤其是颈项僵硬、腰背疼痛。对于女性,麻烦更大一些,直立行走使臀部变窄,产道宽度受限,在分娩时有大出血的风险。因此,从受孕开始的整个妊娠阶段,现代人类的母体会逐渐提高血液凝固的能力,甚至形成危险的高凝状态,目的是在产下胎儿的时刻能尽快止血,如果做不到这一点,母体就会直面死亡风险。

虽然血液凝固是人类的生理性保护机制,但毕竟是有堵塞血管的风险,因此正常情况下,人体生理性的血液凝固能力是受到多重机制限制的(在某种程度上,就像山林防火一样),并维持在非常低的水平,因为这种能力如肆意放大,以我们自身的生理功能几乎无法恢复(此时只能使用药物治疗)。

两面性是人体血液凝固能力的重要特征。

在本质上,无论止血或是血栓,都是血液凝固,但对人体的影响截然相反,在原因、过程和后果方面都有根本性差异。有如《镜花缘》中的"两面国"一样,血液凝固还有另一幅面孔——血栓,对患者而言,则是堵塞血管、致死致残,冰火两重天。在真实世界中,许多种疾病都会造成凝血紊乱(生理平衡被破坏),某个(些)疾病因素长时间存在,就会使本来被严格压制的血液凝固能力失去控制,并迅速偏离正常轨道,发生过度活化。一旦大规模启动了内源性凝血途径,就会导致整个凝血过程出现循环式激活,最终产生更多的纤维蛋白凝块(病理性的血栓)。如不加以干预,风险极大,这也是我们对血栓性疾病要主动预防的原因。

编后:血液凝固的两面性所带来的风险是隐匿的,也非常凶险。血液凝固是人体正常的生理功能,在大多数情况下是稳定的且容错能力强。在疾病状态下,激惹和破坏了凝血平衡,使得生理性止血开始趋向于高凝,但在血管堵塞之前,人体往往是无感知的,很难做到提前预防和及时治疗,这也是许多血栓发病急骤、死亡率高的原因。

第 2 章   血栓？血栓！

门剑龙

19 世纪的德国病理学家 Virchow 提出了"血栓形成三要素"的概念,将引起血栓的风险因素分为三类,包括血流动力学异常、血管壁损伤和血液中促凝成分增多。历经百余年的临床实践,虽然医生们发现了更多血栓诱因,但都可被归纳进血栓三要素的范畴内。

血栓

血液凝固过程大致有两个阶段,首先是形成血小板栓子(一级止血),再形成纤维蛋白凝块(二级止血),两个环节相互影响,相互重叠,互为因果。在血小板栓子的磷脂表面,凝血因子开始活化,最后使纤维蛋白原转为纤维蛋白(栓子形成);同时,凝血酶也会反馈性激活血小板,促进血小板栓子形成。

常见的血栓可分为动脉血栓、静脉血栓和心腔内血栓,其中动、静脉血栓在发生原因、疾病过程和治疗原则方面差异很大,而心腔内血栓兼有二者特征。虽然血栓形成时一般都会历经一、二级止血过程,但由于不同血栓的初始病因不同,"血栓三要素"的内涵也各有特征。总体而言,动脉血管的抗血栓能力要优于静脉,上肢血管的抗血栓能力要优于下肢。

关于外源性凝血途径、内源性凝血途径、一级止血、二级止血,详见第 3 章和第 4 章。

动脉血栓

动脉血栓的发生基础是动脉粥样斑块破裂。

社会发展、时代变迁,改变了生活中的很多东西,包括作息、饮食和心情,在人们越来越长寿的同时,慢性病变得常见起来。动脉硬化的基础是血管壁发生了慢性炎症,这也是心、脑血管疾病的重要机制。动脉硬化过程可能需要经历几年、十几年甚至更久的时间,在血管壁上出现硬化斑块(如果不加控制,斑块会越来越大,越来越不稳定)。可能在某一天,血压突然增加,或者血管急骤痉挛……血管壁上的硬化斑块突然破裂,引发动脉血栓的形成,后果是致残或死亡(心肌梗死、卒中、腿部的动脉闭塞多是如此)。

当人逐渐老去,血管壁都会出现炎性病变,不过有些人可能更严重些。这种炎性病变更像一幅"兵荒马乱"的场景,特别是血液中"促炎成分"和"促凝成分"的显著增多和失衡,前者包括白介素-6、趋化因子、C反应蛋白、脂蛋白磷脂酶A2等,后者包括血管性血友病因子、纤维蛋白原、凝血因子Ⅶ、血小板等。这些成分本来都是人体内的正常物质,但在炎性环境下,相互的关系发生紊乱,出现了恶性循环,血管壁的炎性病变逐渐积重难返,血管硬化越来越严重。就像好的制度,让坏人干好事;坏的制度,让好人干坏事,道理是一样的。

本来都是好东西,可在此时都起坏作用。

血液中有单核细胞,本是维持人体免疫力的正常细胞,但在炎性环境下,单核细胞竟然开始疯狂吞噬氧化型低密度脂蛋白胆固醇,吞噬之后的单核细胞由于胞浆中充斥着脂肪颗粒,也称"泡沫细胞"。这种泡沫细胞钻到血管内皮下开始堆积,形成了粥样硬化斑块,这就是人们常说的动脉硬化。对于动脉硬化的患者,如不进行药物干预,硬化斑块体积会逐渐增加(变成巨大隐患)。

动脉粥样硬化斑块，就是由无数单核细胞堆积而成的。

如果动脉斑块体积越来越大，血管管腔会变得狭窄，血流灌注出现不足，组织器官开始缺血，患者就常见憋气、肢体麻木、疼痛。随着斑块表面纤维帽变薄和斑块内部糜烂塌陷，斑块越来越不稳定，在血管痉挛、血流剪切应力和血压波动的作用下，最终斑块破裂。

动脉斑块破裂是很大的麻烦，可致残、致死。

为什么？

因为动脉斑块里的单核细胞（泡沫细胞）能长期存活，合成并蓄积了高浓度的组织因子（激活凝血的关键物质）和基质金属蛋白酶（溶解纤维帽、激活血小板）。斑块破裂后，这些物质在短时间内释放到血液中，犹如一粒火种落进了久旱的原野，会疯狂地激活血小板和凝血系统。

在动脉血栓形成的最初阶段，血小板黏附聚集于斑块破损表面，形成血小板栓子（白色血栓形成）。没有多久，凝血系统也大规模活化，很快就在血小板栓子表面从薄到厚逐渐覆盖了纤维蛋白栓子（红色血栓开始出现），两类栓子迅速融合，最终构成混合血栓（图 2-1）。

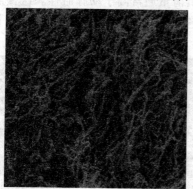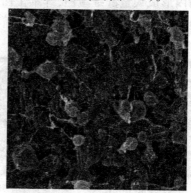

图 2-1　急性冠脉综合征患者胸痛发作 6 小时内纤维蛋白堆积的扫描电镜图片。

（图片源自：Anetta Undas. Fibrin clot properties and their modulation in thrombotic disorders. *Thromb Haemost*. 2014, 112(1):32-42.）

动脉血栓是混合血栓,白色血栓 + 红色血栓,这个麻烦大了。

此外,动脉血栓形成后,会很快使堵塞的血管失去对纤溶系统的正向调控能力(事情变得更严重了),血栓堵塞区域的血管会长期处于低纤溶状态,这也是溶栓治疗如果启动得太晚,效果变差的原因之一。

动脉血栓形成过程中,血小板和凝血两个系统均发生明显活化并相互影响,这一特征也使得对动脉血栓治疗,需联合使用抗血小板药和抗凝药(如阿司匹林 + 氯吡格雷 + 肝素)。

静脉血栓

与动脉血栓不同,诱发静脉血栓的原因非常多,患者常同时有各种各样的风险。更可怕的是,即使患者形成了很严重的高凝状态,也往往没什么特殊症状。可一旦腿部静脉血栓栓子脱落,经下腔静脉和右心进入肺动脉,就是肺栓塞(会有死亡风险)。

静脉血栓是住院患者意外死亡的主要原因,也是个沉默杀手。

静脉血栓形成时,凝血活化是主线,血小板的作用相对次要(在癌症情况下,癌细胞都可以成为凝血活化的平台)。明显特征是在较短时间内形成大量纤维蛋白,纤维蛋白负荷量通常高于动脉血栓。这种血栓的内部是纤维蛋白网络,充实着各种血液细胞,栓子柔韧而致密,非常难以溶解(图 2-2)。

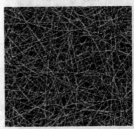 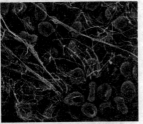

纤维蛋白网络　　　含有少量红细胞的纤维蛋白网络　含有大量红细胞的纤维蛋白网络

图 2-2　静脉血栓栓子模型的扫描电镜图片。

(图片源自:Gersh KC, Nagaswami C, Weisel JW. Fibrin network structure and clot mechanical properties are altered by incorporation of erythrocytes. *Thromb Haemost*, 2009, 102(6):1169-1175.)

静脉血栓是红色血栓，以凝血活化为主要特征。

由于静脉血栓形成过程隐匿，栓子形成速度很快，发病急骤，医生对于有潜在静脉血栓风险的人群，应及时进行全面风险评估，并根据危险度进行有针对性的临床干预，以降低静脉血栓发生的风险。

大多数静脉血栓是可防可控的。

在分析患者的静脉血栓风险时，要尽可能完整地收集基本信息、病史、治疗史、家族史和检查结果，以准确识别患者的血栓风险，尽早进行预防，避免静脉血栓的发生。许多时候，由于患者自身的知识局限，在回答医生询问时不能准确描述，这就需要医生对收集的信息进行鉴别和分析。

引起静脉血栓的风险非常繁杂，但仍有脉络可寻。

最常见的是血管壁损伤，既有血流动力学异常（如房颤、心力衰竭、长期卧床）造成的内皮细胞破坏和功能紊乱，也有手术、创伤、中心静脉置管、化学药物刺激导致的血管壁结构破坏。

其次，是血液中促凝成分增多，大致可分为凝血系统异常活化、抗凝血系统功能减弱、纤溶系统成分缺陷或过度抑制等。按照临床分类，造成血液高凝状态的原因包括如下几类：

生理性因素，如年龄、妊娠期。

病理性因素，如癌症、抗磷脂综合征、骨科手术、创伤、脓毒症、心力衰竭。

遗传性因素，如遗传性抗凝蛋白缺陷、易栓基因突变。

药物性因素，如口服避孕药、激素替代治疗、抗肿瘤药物、肝素诱导的血小板减少症、口服华法林初期。

其三，在血流动力学方面，主要涉及血流瘀滞和回流不畅。血流异常的位置多是血栓发生的部位，既有外周血管（腿部深静脉），也有内脏血管（门静脉、肠系膜静脉、颅内静脉窦），其中腿部静脉最常见，致残致死率最高。

在上述血栓风险中,单一风险往往不足以引起血栓形成,静脉血栓常是多种因素紊乱的综合结果。需注意的是,心、脑血管疾病(动脉血栓栓塞)、既往史及其相关风险因素同时也是静脉血栓的诱因。

心腔内血栓

心腔内血栓,在左心房多发于心耳,右心多见于腿部血栓脱落。此类患者常见有严重的原发疾病,如瓣膜病、非瓣膜性房颤、慢性心力衰竭和腿部的静脉血栓。心腔内血栓在血栓形成特征方面与静脉血栓类似,一旦心腔内栓子脱落,堵塞的却是动脉血管(如堵塞颅内动脉造成卒中,堵塞肺动脉造成肺栓塞)。心腔内血栓的预防以抗凝用药为主,药物类型选择和剂量调整类似于静脉血栓的治疗模式。

与多数动、静脉血栓疾病相比,心腔内血栓患者的风险因素多且程度更为严重,往往同时存在严重的血管内皮损伤(包括心肌内膜损伤)、血流动力学异常(尤其是全身性血流瘀滞)以及血液促凝成分增加(涉及凝血、纤溶、血小板的异常)。一旦发生血栓栓塞,患者致残、致死率很高,临床医生不但要进行积极的动态观察和风险预测,同时更要实施长期且充分的抗凝治疗(其中瓣膜病相关血栓的预防,需要非常强大的抗凝干预)。

心腔内血栓,抗凝预防是关键。

心腔内血栓患者(如非瓣膜性房颤)用药依从性往往比较差,常在症状减轻时擅自停用抗凝药物,从而造成严重的心源性脑梗死。与颅内动脉硬化导致的腔隙性梗死相比,来自心房的纤维蛋白栓子一旦堵塞颅内动脉,即使进行了积极抗凝溶栓,血管也难再通,临床结局很差,患者死亡率很高。

编后:任何血栓形成,都是凝血过程偏离正常轨迹的结果。栓子一旦堵塞血管,必然导致组织器官的血流灌注不足,造成很严重的后果,而且即使血栓溶解或者机化,也会使血管壁结构出现不可逆的改变,成为血栓复发的潜在风险。因此对于任何类型的血栓,主动预防才是王道。

第 3 章 凝血因子往事

门剑龙

什么支撑着人体的血液凝固能力？首先是凝血因子。人的血液中有十几种凝血因子，它们之间的差异远多于共性，有的含量很少，有的浓度极高；有的是蛋白质，有的是钙离子。在健康情况下，凝血系统通过有限的依次激活，产生凝血效应，尽管活性很低，却能维持人体的止血能力。这是一个复杂的生理系统，就像一幅拼图，每个凝血因子都是一块支离的碎片，人们认识这些碎片并最终完成这幅奇妙的"凝血拼图"，大约用了 50 年。

凝血因子的早期研究

在中世纪的欧洲，医生们治疗出血的方法尚处于"蛮荒时代"，人们甚至将埃及木乃伊研磨成粉末作为止血神药。据记载这种药粉非常昂贵，一度就是当时西方人的板蓝根（图 3-1）。另一种匪夷所思的止血方法是用火直接烧灼伤口。到了 19 世纪，医生们开始使用止血钳、止血带以及血管结扎，但仍无法解释血液发生凝固的现象。大约 100 年前，有少数科学家猜测，可能是血液中的某种物质促使血液凝固。到了 20 世纪 30 年代，几十位科学家开始独立尝试寻找想象中的"止血物质"，在非常简陋的条件下，他们凭借着近乎疯狂的执着、抽丝剥茧般的摸索，演绎出现代医学史上的传奇故事，发展出惠及当今的现代血液凝固理论。

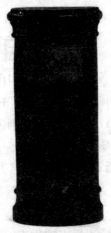

图 3-1　当时在欧洲药店售卖的木乃伊粉。

人类之所以能够超越地球上的其他物种建立文明,是因为我们能够在大脑中创造出现实中不存在的东西。

凝血酶原,是在 20 世纪上半叶科学家们最早认知的凝血因子,第一个将凝血酶原从血浆中分离出来的是 Walter Seegers。在制备凝血酶原时,他还无意中发现了另外几种性质很类似的蛋白质,由于这些蛋白质都需要依赖维生素 K 参与合成,因此 Seegers 认为它们与凝血酶原是同源的,并进行了一系列研究,但均告失败。很久以后人们才最终证实,这些因子分别是Ⅸ、Ⅹ、Ⅹa 和活化蛋白 C。

到了近百年后的 21 世纪,因子Ⅸ和Ⅹa 竟然成为新型抗血栓药物的重要治疗靶点,而活化蛋白 C 也成为人工基因重组药物的目标。

1935 年秋天,Patek 和 Taylor 共同发表了一篇文章,文中描述了一种严重的出血现象,他们推测患者血液中可能缺乏某种关键成分,使凝血酶原无法被激活,很难想象,在没有任何证据的情况下,他们是怎么做出如此准确推测的。不久,艾奥瓦州实验室的 Kenneth Brinkhous 提出一种假说,即有一种"凝血活酶"直接激活凝血酶原转变为凝血酶,此时所说的"凝血活酶"其实就是后来的"组织因子"(tissue factor,

TF)。

当时的人们并不知道,在这条凝血通路上还有非常关键的因子Ⅶ、Ⅹ和Ⅴ。

1944 年,Paul Owren 发现了因子Ⅴ,但由于纳粹德国占领了挪威,直至 1947 年,他的论文才得以发表。后来,Benjamin Alexander 发现了因子Ⅶ缺陷的患者,Pietro de Nicola 等人则进一步证明了因子Ⅶ和Ⅶa与凝血酶原不是同一类物质。1950 年,Douglas 和 MacFarlane 开始尝试区分因子Ⅶ和Ⅹ、因子Ⅷ和Ⅸ。此时虽然人们已经模糊地意识到,凝血因子有逐级激活的特点,却仍然不能将碎片化的研究结果串成完整的理论链条。

1952 年,Christmas 因子(后来被称为因子Ⅸ)被旧金山的 Aggeler 和牛津的 Biggs 等人发现,Biggs 还发明了"凝血活酶生成试验"(这是一个非常棒的试验,但至今也没能成为主流技术,令人很困惑)。1953—1955 年间,科学家们又陆续证实了血浆中还存在因子Ⅺ和Ⅻ,进而推导出"内源性凝血途径"。当时没有人会想到,直到 20 世纪 80 年代,内源性凝血途径理论才逐渐完善(人们后来意识到在血液凝固过程中,因子Ⅻ更像一个伺机而动的机会主义者,而非启动者)。1958 年,Fritz Koller、Fedor Bachmann 和 Francois Dukert 共同发现了因子Ⅹ,至此研究者们终于补齐了凝血过程的最后一块拼图,才真正描绘出"外源性凝血途径"。

当时的研究者们为了验证推测中的凝血因子是否存在,设计了两个很简陋的血浆凝固试验。有趣的是,这两个试验后来被发现能够用来筛查出血性疾病,同时还可监测抗凝药物的治疗。它们就是鼎鼎大名的"PT"和"APTT",至今仍在临床上广泛使用。

凝血因子的命名

在 20 世纪 50 年代末,随着凝血理论日渐成熟,一些棘手的问题开始显现,特别是关于凝血因子命名的问题。科学家都非常热衷为自己发现的凝血因子命名,这导致几乎所有凝血因子都有着五花八门的名称(包括那些已被公认的凝血因子),如因子 Ⅴ、Ⅶ、Ⅸ、Ⅹ、ⅩⅢ 分别有 3~7 个名称,因子 Ⅷ 甚至有 13 个名称。混乱的命名给学术研究带来巨大困扰,最终迫使科学家们于 1954 年成立了"凝血因子命名国际委员会"。委员会的第一次会议是在巴塞尔,接下来一系列的会议分别在哥本哈根、波士顿和罗马举行。在 1958 年的罗马会议中(图 3-2),多数委员同意以罗马数字来命名凝血因子,包括因子 Ⅰ、Ⅱ、Ⅲ、Ⅳ、Ⅴ(当时甚至还有因子 Ⅵ)、Ⅶ、Ⅷ、Ⅸ、Ⅹ、Ⅺ、Ⅻ 和 ⅩⅢ。

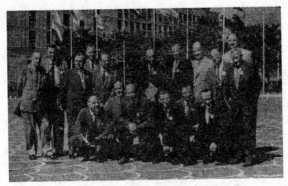

图 3-2　1958 年罗马会议的主要参会者。

这期间出现了一个"乌龙事件",就是"因子Ⅵ"不存在,因为后来研究者们发现"因子Ⅵ"其实是活化的因子Ⅴ(Ⅴa)。但此时凝血因子命名已被全世界广泛应用,人们意识到,如果对凝血因子命名进行重新排序,必然要修改大多数凝血因子的名称,这一定会造成长期混乱(凝血机制晦涩难懂,即使现在也让大多数人头痛不已),因此将错就错,不再对名称顺序做调整。

在 12 个因子中,因子 Ⅲ 是组织因子,广泛存在于人体组织器官,在循环血液中仅为痕量(一旦异常增多,就会引发病理性血栓风险)。因子 Ⅳ 是钙离子(Ca^{2+}),是凝血过程中的必需要素,几乎出现在所有阶段,主要作用是作为血小板表面磷脂与凝血因子之间的桥梁。

编后:凝血因子的发现,为人们真正了解出血性疾病和血栓性疾病奠定了基础,也为治疗药物提供了理论依据。21 世纪,血栓性疾病已成为造成人类残疾和死亡的重要原因,在我们利用先进药物进行血栓治疗时,几乎所有的药物靶点仍是那些在七八十年前甚至九十年前被发现的凝血因子,先驱们的功绩令人高山仰止。

第 4 章 凝血的瀑布

门剑龙

20世纪50年代中期,大多数凝血因子已被发现,人们开始用"级联反应"来描述凝血因子逐级激活的过程。从凝血示意图上看,凝血途径的逐级活化是自上而下的,于是人们也将这种级联反应过程称为"凝血瀑布"(图4-1)。

凝血瀑布,实际上是指从组织因子激活因子Ⅶ开始,最终到纤维蛋白凝块形成的过程,其性质和后果取决于人体对凝血途径的动员规模。让我们沿着凝血瀑布顺游而下,看看主流和支流,领略凝血故事的"起承转合"。

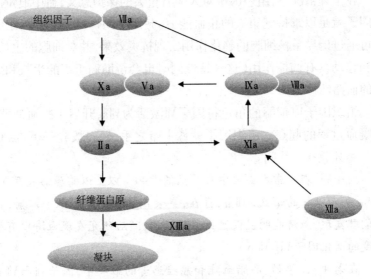

图 4-1 凝血瀑布示意图。

凝血的"起"始

什么是组织因子？估计很少有医生能够说清楚，如果说组织因子是血栓发生的罪魁元凶，恐怕许多人又会大吃一惊。

组织因子(tissue factor)是凝血系统的启动者。

组织因子曾被称为"凝血因子Ⅲ"，是一种跨细胞膜的糖蛋白，在人体内部到处都有，脑、肺、胎盘、血管平滑肌和单核细胞都能合成并释放这种蛋白质。组织因子的性质并不单一，有很多种类型，分子量差异极大(45 000~1 000 000 道尔顿)。更怪异的是，组织因子的生化构成竟然取决于来源的组织，比如癌细胞释放的组织因子就与创伤组织释放的组织因子显著不同，生物学功能也不一样(严格意义上讲，不同来源的组织因子并不是同一种东西)。由于这个原因，国际血栓与止血委员会(ISTH)最终撤销了"凝血因子Ⅲ"的称谓(仅作为历史参考)，而采用"组织因子"或"组织凝血活酶"作为标准名称。

在生理情况下，组织因子对人体有重大的保护意义，血中痕量的组织因子就足以维持健康人的止血能力(封闭小型伤口)。另外，组织因子可通过诱导单核细胞的趋化作用实现抗炎效果，并对细胞的生长、转录和移动具有调控作用(这一特性同时也会帮助癌组织的生长和癌细胞的血路转移)。

组织因子以辅酶的角色将因子Ⅶ激活为Ⅶa，开启了凝血通路，这是凝血过程的起点。组织因子就像上帝之手，轻轻拨弄一下"凝血之弦"，生死就在一线间。

因子Ⅶ，在正常人血浆中含量很低，99% 以上以酶原形式存在，有0.5% 左右以酶的形式(Ⅶa)存在，半衰期6~8 小时。很早以前，科学家们就发现，血清能明显促进血浆的凝固，随后研究发现血清中有很高浓度的活化因子Ⅶ(Ⅶa)。

在老年人、孕妇、高脂血症和癌症患者的血液中，因子Ⅶ和Ⅶa 的浓度都会出现明显增高,而上述这四类人群恰恰都有很高的血栓风险。Ⅶa 的可怕之处在于,在促进血液凝固过程中并不被破坏或降解("小强"型的凝血因子),而是又恢复到酶原状态,循环利用。

在血管损伤后,如果组织因子释放入血是小规模的,只会形成小型栓子,此过程启动非常快,但规模有限,纤维蛋白负荷量小,生物学意义是封闭伤口、避免大量出血和感染,通常没有不良结果,不会引发血栓形成,这就是外源性凝血途径。

稳定的外源性凝血途径就是"止血途径",对人体有保护性作用。

在人类漫长的演化史中,受伤后的快速止血能力,是为了生存进化而来的重要生物学功能。组织因子促进因子Ⅶ的活化,不但快速而且可控,这一特点在很大程度上提高了恶劣环境下的个体生存概率。

物无美恶,过则成灾。

在病理情况下,事情就完全不同了。当感染、创伤、严重高血压、风湿病、血黏度明显增加、动脉粥样斑块破裂(如急性心肌梗死)、癌症和白血病时,血管损伤程度加重,使各种各样的组织因子源源不断地进入血液,外源性凝血途径被大规模、持续性激活,产生了过量凝血酶,引起凝血效应放大,内源性凝血途径"重磅登场"(二级止血的规模变大)。此时,血栓风险开始出现了。

在许多疾病时,组织因子就像火种,点燃了因子Ⅶ的篝火,抵御严寒,可是一旦火势蔓延,即成灭顶之灾,这就是致命的血栓。

下一步,因子Ⅶa 会激活因子 X,将促凝信号传递下去。

"承",凝血的核心

"共同途径"是指上游的因子 X a 与 V a、Ca^{2+}、血小板磷脂共同构成了凝血酶原激活物,然后使下游的凝血酶原转变为凝血酶的过程。

共同途径的上游:因子Xa和Va。

因子X由肝脏合成,是维生素K依赖的凝血因子。因子X的最大特点,是蛋白性质非常稳定,半衰期为48~72小时,在凝血过程中,因子X被Ⅶa激活为Xa(在后文中我们还要说到,在血栓性疾病时,因子X还同时被内源性凝血途径的因子Ⅸa大量催化),随后就开始将下游的凝血酶原转变为凝血酶。

因子Xa承上启下,如此关键。

因子Xa像一把钥匙,少量的Xa就能转化出可维持生理止血的凝血酶(这是大大的优点),而大量的Xa则会促使凝血酶过量形成,引起血栓风险(这就是麻烦事了)。

临床研究证明,对于急性血栓形成、血栓高风险、血栓高负荷以及需长期抗凝预防的患者,用抗凝药物来抑制因子Xa是非常合理的选择,主要的Xa抑制剂有低分子肝素(主要灭活Xa)、磺达肝癸钠、利伐沙班和阿哌沙班等。相比其他抗栓药物,Xa抑制剂的靶点单一,效果可靠,安全性更高,在血栓急性期后,只需每日一次给药,即可持续且稳定地控制凝血途径(需注意,对于某些严重的遗传性血栓则可能需要更大剂量)。

Xa抑制剂,在多种类型血栓的治疗和预防领域都是"重器",控制了因子Xa就真正控制了整个凝血进程。

Xa位于整个凝血途径共同通路上的核心位置,它需要一个助手和一个空间,才能发挥生物学作用。这个空间是血小板表面的磷脂,这个助手就是因子Va。

因子V也由肝脏合成,还可在巨核细胞和血小板中合成与存储,是性质最不稳定的凝血因子。正常情况下,因子V几乎无活性,但它会被Xa激活为Va,并成了Xa的辅因子。二者同时结合在血小板膜表面的磷脂平台上,于是Va与Xa形成了凝血酶原激活物(Va能使Xa对凝血酶的激活速率增高近 10 000 倍）。

共同途径的下游：因子 II 和 IIa。

因子 II 就是凝血酶原（prothrombin），在血浆中的含量很高，仅次于纤维蛋白原，由肝脏合成，属于维生素 K 依赖的凝血因子。Xa 将凝血酶原（因子 II）激活为凝血酶（IIa），是凝血过程中非常关键的环节。

生理浓度的凝血酶，维持正常的止血过程（外源性凝血途径）。高浓度的凝血酶，则会激活内源性凝血途径，放大凝血效应。

凝血酶有四个主要效应：

第一，将纤维蛋白原转化为纤维蛋白（止血过程的终点）。

第二，激活血小板（促凝）和蛋白 C（为了制约凝血过程）。

第三，激活内源性凝血途径，放大凝血效应（持续如此，就是病理性的）。

第四，激活因子 XIII（稳固纤维蛋白凝块，使其不易被溶解）。

在最初发现血浆中有高浓度的凝血酶原时，曾令研究者们非常惊讶，因为在正常情况下，人体不需要这么多的凝血酶原（浓度甚至超过生理需要量的 5 倍冗余）。直至后来，当人们搞清楚了凝血酶的生物特征后才恍然大悟。

原来凝血酶原转变为凝血酶后，半衰期只有 3 分钟……

这是一个怪异现象：如果血浆中凝血酶原的储备浓度仅是生理需要量，一旦大量转化成了凝血酶，即可造成血浆中凝血酶原浓度迅速减低，同时凝血酶由于半衰期太短，又不足以持续维持止血，这种局面下，机体会迅速失去止血能力，出血风险就可能增加。所以在生理情况下，人体在血浆中也储备了过量的凝血酶原，实际是一种生理性的保护机制（家有余粮心不慌）。

这种保护机制同时也是血栓形成的物质基础。过量的凝血酶原一旦被大规模转变为凝血酶，必然增加血栓风险（家有余粮，管理不好也容易着火）。所以，凝血酶也是抗凝治疗的主要靶点。

临床上，针对凝血酶进行抗凝治疗是有效的办法。主要的凝血酶抑制剂（Ⅱa抑制剂）有普通肝素（对于Ⅱa和Ⅹa是1∶1的灭活）、达比加群酯、比伐芦定和阿加曲班。但由于凝血酶原储备太多，凝血酶的半衰期太短，所以在血栓急性期时使用Ⅱa抑制剂，往往需要更密集的给药频率（或连续静脉泵入），以维持血药浓度，才能有效压制住源源不断涌现的凝血酶。

Ⅱa抑制剂在动、静脉血栓的急性期，直面黑云压境般的高凝状态，能有力地压制凝血酶，产生良好抗栓效果，颇有些"两强相遇勇者胜"的味道。

凝血酶产生后，下一步有两个可能的生物学作用方向：

一是，如果凝血酶是少量的，主要是将纤维蛋白原转化为纤维蛋白。

二是，如果凝血酶过多，还会激活内源性凝血途径。

"转"，凝血的性质变了

内源性凝血途径如果被激活，那么整个凝血过程的性质就变了。

健康人的内源性凝血途径是不活跃的，只是有限地参与人体止血过程。当病理情况时，凝血酶浓度过高，才会持续激活内源性凝血途径，放大凝血效应，造成血栓形成。

内源性凝血途径的激活几乎都是被动的。

与外源性凝血途径相比，内源性凝血途径的动员速度要慢一些，却可产生更多的纤维蛋白，一旦真正被刺激，出现循环式自我活化，血液高凝状态会逐渐形成（往往只需十几分钟就遍及全身）。内源性凝血途径涉及因子Ⅺ、Ⅸ和Ⅷ（因子Ⅻ的作用是相对次要的，甚至是选择性的）。

因子XI，是内源性凝血途径的关键角色，首当其冲，可被凝血酶激活为XIa（是内源途径的第一个阶段），XIa 的生物功能是将因子IX转变为IXa。由于血液凝固过程只能消耗一部分因子XI，因此血清和血浆中都会有XI（如果血浆中严重缺乏XI，会造成出血），同时因子XI还具有自我激活的能力（属于"自嗨型"的因子）。

此外，在接触性激活时，如患者是支架植入或者中心静脉置管，因子XIIa 和激肽系统也会激活XI，但作用相对次要。

因子XII，曾称为接触因子，由肝脏合成，在正常人血浆中以酶原形式存在，当血液与异物表面接触时，因子XII被激活为XIIa，XIIa 激活XI，并激活激肽释放酶原，参与内源性凝血途径的激活过程。Oscar Ratnoff 在 1955 年发现了 Hageman 因子（因子XII），当时理论认为XIIa 是内源性凝血途径的启动因子，但后来发现，因子XII缺陷的患者并没有明显出血倾向，反而因子XI、IX、VIII缺乏会造成严重出血（如血友病），说明激活XI、IX、VIII尚有其他途径（现在我们知道是凝血酶），所以现代凝血学说认为因子XII不是启动凝血过程的必需因子。

因子XI是一种稳定的凝血因子，半衰期为 20 小时，由肝脏合成。因子IX被XIa 激活为IXa，IXa 在凝血过程中是不被消耗的（又是一个"小强"型的凝血因子），可存在于血清及血浆中。IXa 的主要功能是在因子VIII的帮助下，激活因子X（这是除了因子VIIa 以外，激活因子X的另一种模式）。

所以，IXa 也是一个非常有希望的抗凝药物作用靶点。

因子VIII是血浆大分子蛋白质，在血液循环中以血管性血友病因子（vWF）为载体。在凝血过程中，因子VIIIa 是IXa 辅因子。VIIIa- IXa 结合后，激活X为Xa，放大凝血效应。因子VIII的遗传性缺陷是血友病 A，因子IX的遗传性缺陷是血友病 B，都会造成严重甚至致命的出血。

Ⅷa-Ⅸa复合物的出现是标志性的,意味着内源性凝血途径已经启动,后果是共同途径的Ⅹa开始被反复激活。

有趣的是,因子Ⅷ是目前唯一被明确作为静脉血栓风险的凝血因子,且呈剂量依赖性,不但会造成有血栓病史的患者更易复发血栓,同时也会增加孕妇的静脉血栓风险。在活动性肿瘤人群中,因子Ⅷ的增高明确提示血栓风险,还与高死亡率相关(因子Ⅷ的先天性增高多见于非洲人群)。

内源性凝血途径的反复激活,意味着凝血酶的蓄积速度会超过衰减速度,患者的凝血系统可以自我循环式活化,形成"奖赏回路",凝血效应开始迅速放大(到了这个时候,只有药物才能阻止这一过程)。

"合",栓子形成

纤维蛋白原(fibrinogen,FIB),称为凝血因子Ⅰ,是血浆中含量最高的凝血因子,由肝脏合成。生理情况下,纤维蛋白原维持正常的血液黏度、介导血小板聚集和形成止血栓子。

凝血酶使纤维蛋白原脱下带负电荷的纤维蛋白肽A和B,形成纤维蛋白单体,由于纤维蛋白单体间相互间排斥力降低,自动聚合成了不稳定的、可溶性的纤维蛋白单体聚合物,因子Ⅷa会使这些纤维蛋白单体变得更致密。

纤维蛋白原转变为纤维蛋白是凝血终点的标志。此外,纤维蛋白原还是一种急性时相反应蛋白,在感染、风湿、炎性病变、组织损伤、月经期及妊娠期时均可增高。

纤维蛋白原是血液凝固的物质基础,浓度过低会造成出血,浓度过高会增加血液黏度。30多年前,医生们相信血黏度和纤维蛋白原的增高是卒中和心梗的前兆,但后来发现这些化验检查并不能预警任何血栓风险(那是一个时代的误会),反而对于接受抗血栓治疗(特别是溶栓)的患者,纤维蛋白原减低提示着出血风险。

目前多数医生已不再简单认为纤维蛋白原增高是冠心病的直接风险,因为研究显示,降低纤维蛋白原并没有减少发病率和死亡率。对于心、脑血管疾病患者,纤维蛋白原增高是动脉粥样硬化时炎性病变的伴随标志(与上游白介素 -6 调节有关),但不是"缺血事件"的独立风险。需注意,有一种罕见的家族遗传性的"异常纤维蛋白原血症"确实与血栓有关,这种患者纤维蛋白原常常无法检测出来,却极易发生血栓(Clauss 法不能检出纤维蛋白原,可依靠血栓弹力图检测纤维蛋白原的功能)。

妊娠期,血浆中的纤维蛋白原浓度应随孕周而增高,这是有生物学合理性的。如到妊娠晚期,孕妇的纤维蛋白原仍处于健康人的水平,分娩过程中的大出血风险会增加,因此对于纤维蛋白原没有显著增高的孕妇,反而是需要查找原因的。

因子 XIII,称为纤维蛋白稳定因子,是一种存在于血浆、血小板和单核细胞中的糖蛋白。正常情况下,因子 XIII 在血浆中以酶原形式存在,凝血酶使 XIII 激活为 XIIIa。在凝血途径的最后阶段, XIIIa 将可溶性纤维蛋白单体进行"交联"(将单体间的非共价键转变为共价氢键),形成稳定的、不溶性的纤维蛋白凝块,完成凝血全过程(这才是真正意义上的血栓)。

因子 XIIIa 还可催化纤维蛋白与 α_2- 抗纤溶酶的交联,以抵抗纤溶酶的溶栓作用,另外 XIIIa 参与纤维蛋白和纤维连接蛋白及胶原之间的交联反应,帮助组织细胞进入纤维蛋白凝块中,促进伤口愈合。当人体缺乏因子 XIII 时,容易发生手术后和创伤后止血延迟、伤口愈合延迟和自发性出血现象。

因子 XIIIa 就是一种使血栓团块更为牢固的"生物黏合剂"。

有研究显示,2 型糖尿病和某些癌症时,患者血液中的 XIIIa 会显著增高(使得血栓栓子更为致密),是否如此,则有待未来更多的研究证实了。

23

编后：历经了 70 多年，人们终于对凝血途径有了深刻理解，人体还没有哪个系统如此重要又如此致命，复杂得让人沮丧，又令人着迷。充分了解凝血系统，才能真正了解血栓、识别风险、预防血栓，选择正确的治疗药物。

成都武侯祠有一副清人赵藩写的对联：

能攻心则反侧自消，从古知兵非好战；

不审势即宽严皆误，后来治蜀要深思。

内含寓意与本章还是很贴切。

第5章 一个宏大的微观世界

门剑龙

人体的止血过程是保护性的,起效快,规模小,形成有限栓子,不会引发严重后果。血栓形成,是凝血系统的病理性失控,会持续产生"破窗效应",形成较大栓子,堵塞血管,破坏组织器官功能,严重者致残或致死。

维持正常的凝血过程,需要多个系统的参与,产生制约与平衡,使人体的止血功能达到"稳态",既可及时止血也能避免血栓形成。除了前文提到的凝血系统以外,还有几个系统也是人体止血过程的重要参与者,包括血流动力学、血管内皮细胞、血小板、抗凝血和纤维蛋白溶解系统,它们与凝血系统共同构成了多维度的、宏大的微观世界。

血栓形成的宏大体系

通常,血液凝固过程要经历两个阶段,分别是"一级止血"和"二级止血"。人体有多种生理机制与之相关,其中血流动力学、血管内皮细胞和血小板主要参与一级止血,凝血系统参与二级止血,同时人体还有抗凝血系统和纤维蛋白溶解系统作为制约凝血系统的力量。在生理状态下,这些系统相互影响,维持着止血平衡;在疾病状态下,会有更多的因素参与其中,除止凝血系统外,还涉及炎性机制、内分泌机制、代谢机制、免疫机制,从而形成一个更大、更复杂的反应体系。

从临床视角观察,血栓形态是微观的;从微观维度观察,血栓机制是宏大的。

对于较小的伤口(生活中常见,人人都经历过的),血管内皮细胞活化、血管痉挛、血小板激活，一级止血迅速启动，只需几分钟，形成血小板栓子，完全能够修复受损的血管，此时人体对二级止血的动员非常有限（对于这种小伤口，按压止血都是非常有效的）。

在创伤、骨折、大型手术时，患者往往出现大规模血管损伤、促凝因素明显增加和严重血流瘀滞现象（长时间卧床）。此时的血小板栓子不仅参与封闭伤口，还为二级止血的大规模启动提供了环境，同时人体的抗凝血系统和纤溶系统开始同步激活，承担起平衡凝血系统的作用。这种状态下多系统间的关系很脆弱，在各种病理因素影响下非常容易出现紊乱。一旦失控，就会有大量纤维蛋白栓子形成，堵塞血管，对于患者和医生，这是个大麻烦。

血管内皮细胞

所有血栓性疾病都会有不同程度的血管内皮损伤，尽管原因不同，但如果损伤规模过大或持续时间过长，后果都是灾难性的，几乎会不可避免地加重病情，使临床结局更糟，比如急性冠脉综合征、脓毒症、严重创伤、重度子痫前期、2 型糖尿病、严重的自身免疫疾病等，莫不如此。

血管内皮细胞，是覆盖在血管内壁表面的一层薄薄的扁平状细胞，将血管壁与血液分隔开来。内皮细胞表面光滑，血中的液体、气体和大分子物质可选择性透过这层屏障，与周围的组织器官进行物质和能量交换（在某种程度上，可以将血管内皮细胞理解为"海关"的角色）。此外，内皮细胞还能合成和释放很多活性物质，参与止血、抗血栓、血管修复、调节血压、介导炎症和免疫反应，对维持人体正常生理功能非常重要（从这个角度看，血管内皮细胞还是"健康卫士"）。

在血管出现伤口时，迅速释放 vW 因子和血栓烷 A_2（类似于自救过程），收缩血管，激活血小板，形成小栓子封闭伤口。在伤口较大时，内皮细胞结合纤维蛋白原、纤维蛋白，使之沉积在内皮下组织，促进止血和伤口愈合（类似于修补过程）。同时，为了避免凝血系统过度激活,内皮细胞还与因子 V、IX、IXa、X 和 Xa 结合,使凝血过程局限于小范围内(这是一个精妙的风险防控机制)。

血管内皮细胞严重损伤后发生的一切,就是从天使到魔鬼的转变。

血管内皮细胞是维持止血平衡的基石,正因为如此重要,严重损伤后的内皮细胞不但失去了几乎所有的保护性能力,并且会表现出惊人的破坏性,产生截然相反的作用:持续激活凝血和血小板,丧失调节抗凝系统和纤溶系统的能力,成为血栓形成的病理基础。许多危重症情况下,内皮细胞功能持续紊乱,往往是造成患者死亡的重要原因。

血小板

19 世纪早期,血小板被认为是无功能的细胞碎片,直到 1882 年,意大利医师 J.B.Bizzozero 发现这种细小的颗粒状物质在止血过程中起重要作用,并命名为血小板(platelet)。现在我们知道,血小板维持着血管壁的完整性和生理止血功能,在伤口愈合、炎症反应和血栓形成过程中起重要作用。

血小板是血液中最小的细胞,没有细胞核,但有丰富的细胞器,外形呈双面微凸的圆盘状,受到刺激后,形态发生不规则改变。血小板内部有两套特殊管道,其中"开放管道系统"是血小板与周围血浆之间进行物质和信息交换的通道;"致密管道系统"不与外界相通,主要参与调节血小板收缩活动和释放。

血小板一旦与创伤面接触,即迅速扩展,伸出多个伪足,变成"树突型血小板",内部大部分颗粒随即释放,血小板聚集融合,成为"黏性变形血小板"。如及时消除刺激因素,一些树突型血小板还能变成正常血小板,而黏性变形血小板则无法还原(图 5-1)。

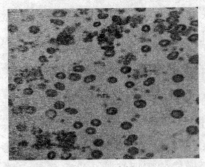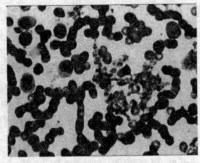

树突型血小板　　　　　　　黏性变形血小板

图 5-1　活化后的血小板形态。

促进一级止血和加速二级止血是血小板的重要功能。

当血管破损时,少数血小板黏附在损伤表面上,开始活化、聚集和释放,诱导更多的血小板聚集,形成血小板栓子(这是"敢死队堵枪眼"的过程)。随后,血小板栓子与内皮细胞间的细胞膜逐渐消失,细胞质相互融合,开始修复血管壁(一级止血)。血小板栓子表面就是供凝血因子活化、凝血酶大量生成的磷脂平台,最终促进纤维蛋白原变为纤维蛋白(二级止血)。

血小板数量不足或功能缺陷都会引发出血风险。例如,血栓形成后,血小板会通过微丝和肌球蛋白收缩,使血凝块收缩,巩固止血作用,如果血块收缩不力,患者会出现伤口反复出血、愈合慢的现象,我们把这种现象称为"血块收缩不良"(这是一种虽然少见,但非常讨厌的疾病)。

血小板数量明显增多则是直接的血栓风险,比如癌细胞血路转移、原发性血小板增多症时,血小板数量如进行性上升,往往意味着病情开始变得危重。

抗凝血系统

抗凝血系统是人体的保护性系统,包括抗凝血酶、蛋白 C、蛋白 S、凝血酶调节蛋白、组织因子途径抑制物等十余种功能蛋白,对维持机体止血平衡起关键作用。此外,抗凝血系统还广泛参与抗炎、抗凋亡、细胞保护和免疫调节等病理生理过程。

抗凝血酶

1905 年, P. Morawitz 最早提出抗凝血酶可能与血液凝固后凝血酶活性逐渐丧失有关。1916 年, Gasser 提出了接近现代理念的凝血酶生成曲线。在同一时期, J.McLean 在研究中意外发现了天然肝脏组织提取物能显著延缓血液凝固过程,这种成分就是后来的肝素。1938 年, A.J.Quick 发现了血液中的"进行性抗凝血酶"(progressive antithrombin)与凝血酶之间有缓慢的相互作用,并认为肝素可加速这一作用。1954 年, W.Seegers 在其研究分类中,将吸附着凝血酶的纤维蛋白归类为"抗凝血酶 I",将肝素辅因子归类为"抗凝血酶 II",将"进行性抗凝血酶"归类为"抗凝血酶 III"。几十年后,"进行性抗凝血酶"和"抗凝血酶 III"被最终命名为更简洁的"抗凝血酶"(antithrombin, AT),同时也是这个奇怪分类体系中仅存的名称。

抗凝血酶是人体生理性抗凝的关键角色,主要由肝脏合成。顾名思义,抗凝血酶是凝血酶(IIa)的主要抑制物,还可抑制因子VIIa、IXa、Xa、XIa 和XIIa。抗凝血酶的缺陷,无论是遗传性还是获得性,都容易导致静脉血栓发生,抗凝血酶严重缺乏的患者发生多次、多部位血栓的风险极高(包括很多貌似健康的人)。

抗凝血酶缺乏与"肝素抵抗"的关系,是医生必须了解的。

抗凝血酶是普通肝素、低分子肝素、磺达肝癸钠的药物作用靶点,这些药物通过改变抗凝血酶的蛋白构象,使之产生更强的抗凝效果。

不幸的是,严重的抗凝血酶缺乏患者在使用肝素类药物时会出现药物抵抗或药物无效的现象,对于此类患者应选择其他抗凝药物,如华法林、利伐沙班、比伐芦定或阿加曲班等。

蛋白C

蛋白C(protein C,PC)是重要的生理性抗凝血蛋白,由肝脏合成,在 1976 年从牛血浆中分离出来,位于离子交换层析中的第三洗脱峰,故称为蛋白C。蛋白C几乎只能在血管内皮细胞表面被激活,其中在微小血管是由凝血酶调节蛋白介导激活,在大血管由内皮细胞蛋白C受体介导激活,形成活化蛋白C(activated protein C,APC)后才能产生抗凝血作用。

蛋白C主要灭活因子Va和Ⅷa(包括血小板表面的Va),同时促进纤溶系统活性。奇怪的是,如此重要的蛋白C出现含量或者活性缺陷时,却似乎不是血栓形成的独立风险,往往要在合并其他血栓因素时,才会增加静脉血栓风险。

除抗凝血作用以外,活化的蛋白C有明确的抗炎作用,包括感染性炎症和变态反应。在严重感染时,蛋白C可以缓解炎症病变(因此常被严重消耗);在哮喘严重发作时,蛋白C可在气道黏膜表皮细胞上活化,缓解气道紧张性,在疾病初期,血浆蛋白C浓度往往增高。

蛋白S

蛋白S(protein S,PS)是重要的生理性抗凝血蛋白,由肝细胞和血管内皮细胞合成,1977 年,在美国西雅图(Seattle)被发现并成功分离,故以该城市名称的第一个字母 "S" 命名。蛋白S是活化蛋白C的辅因子,主要功能是加速蛋白C对Va和Ⅷa的灭活。在血浆中,只有 40% 为游离型蛋白S能催化蛋白C活性。蛋白S缺陷,无论是遗传性还是获得性,都是静脉血栓(甚至动脉血栓)的独立风险因素。

血浆蛋白 S 缺乏是非常严重的血栓风险。

总体上,遗传性的抗凝血酶、蛋白 C、蛋白 S 缺陷在中国遗传性易栓症人群中发生率很高,常在合并其他风险因素或无明显诱因的情况下导致血栓发生。临床医生可结合患者的病史和家族史,通过检测抗凝血蛋白活性,对遗传性易栓症进行初步诊断和鉴别诊断。

明确血栓患者是否缺乏抗凝血蛋白对于选择抗凝药物很重要。

需注意鉴别的是,许多获得性因素,包括口服华法林、慢性肝病和肠梗阻、肾脏疾病、急性血栓形成、弥散性血管内凝血、癌症、急性呼吸窘迫综合征、血管损伤、创伤、脓毒症、自身免疫性疾病、HIV 感染、雌激素替代治疗以及妊娠期等,都会在一定程度上影响血浆抗凝血蛋白活性和水平,使之明显降低。

纤维蛋白溶解系统

纤溶系统是一柄双刃剑,既可以维护健康,又可能危及生命。

纤维蛋白溶解系统,简称纤溶系统,由纤溶酶原、组织型纤溶酶原激活物及其抑制物、α_2- 抗纤溶酶等十多种蛋白构成,主要作用机制是纤溶酶原转变为纤溶酶后,开始降解纤维蛋白。纤溶系统可以溶解和清除血管内部的小型纤维蛋白凝块,保证血管的畅通,同时还可以清除伤口、炎症病灶和腺体管腔内的纤维蛋白,促进伤口愈合。

总的来讲,纤溶系统是针对凝血的后果(纤维蛋白凝块)进行处理的,通过溶解血栓凝块以消除栓塞、抑制高凝状态、限制栓子增大和促进组织修复。

血管损伤或病变会造成纤溶系统功能缺陷,如在心肌梗死、脑栓塞、动脉粥样硬化和肾脏病变等疾病时,纤溶系统常出现功能障碍,使临床溶栓治疗的效果变差。

纤溶系统的功能取决于人体促纤溶和抗纤溶之间的力量平衡。

血液中的纤溶酶原激活物是促进纤维蛋白溶解的蛋白质，分为"组织型"和"尿激酶型"，两者功能相近，都能将纤溶酶原转化为有活性的纤溶酶。

组织型纤溶酶原激活物（tissue plasminogen activator，t-PA）主要由血管内皮细胞合成，几乎所有组织中都含有浓度不等的 t-PA，泌尿生殖系统、肺、淋巴结和中枢神经系统含量高，上肢静脉合成 t-PA 的能力高于下肢静脉。在正常人血浆中，t-PA 的半衰期为 3~4 分钟，在肝脏被清除。当血管内皮细胞损伤或受刺激时，t-PA 的合成与释放减少。t-PA 的主要功能有促进纤溶酶生成、参与血管和神经轴突生长。人工重组的 t-PA（rt-PA）是重要的溶栓药物，但其溶栓效果会受到"给药时间窗"的影响，在血栓形成的最初 6 小时内，是溶栓治疗的"最佳时间窗"，此期间 rt-PA 溶栓效果好；如超过 6 小时，纤维蛋白交联为牢固的凝块，同时血小板促进血凝块收缩，rt-PA 溶栓作用变差（rt-PA 给药 2~6 个小时内，D-二聚体显著增高，如果 rt-PA 给药后，D-二聚体浓度没有显著变化，提示血栓可能是陈旧性的）。

尿激酶型纤溶酶原活化物（urokinase-type plasminogen activator，u-PA）主要由泌尿系统上皮细胞产生，肺泡上皮和乳腺管上皮也可生成，正常情况下，血管内皮细胞不产生 u-PA。u-PA 从肝脏清除，部分从尿中排出。u-PA 的主要功能与 t-PA 相近，在血管内溶解血凝块的作用比 t-PA 弱，但全身性纤溶活性比 t-PA 强，这一特点在剖宫产、泌尿生殖系统创伤和手术时是患者突发原发性纤溶亢进的重要基础，此类患者常会有严重出血，甚至死亡。

纤溶酶原活化抑制物（plasminogen activator inhibitor type，PAI）是抑制纤溶功能的蛋白质，主要由血管内皮细胞产生，平滑肌细胞、巨核细胞和脂肪组织亦能合成，激素、胰岛素、肿瘤坏死因子和凝血酶等多种物质可促进 PAI 的生成和表达。PAI 分泌后会迅速衰变，失去活性

（还会受到年龄和性别的影响），最终从肝脏清除。血浆中 t-PA 和 PAI 的比例是 1：1，二者是纤溶状态的主要调节因素。PAI 通过灭活 t-PA 和 u-PA 以维持机体纤溶状态的平衡。PAI 过度表达，可导致动、静脉血栓风险增加，并使血栓凝块难以降解。PAI 还有许多令人惊讶的生物学功能，比如促进肿瘤生长和转移、促进血管生长和营养神经等。肥胖时，由脂肪组织释放的 PAI 与代谢综合征、胰岛素抵抗和 2 型糖尿病密切相关（减肥后，血浆中 PAI 浓度下降）。

PAI 的过度表达和相关基因突变都是潜在的血栓风险。

纤溶系统的激活和调节是跨系统的，与血管内皮系统和凝血系统密切相关，纤溶系统的激活过程可分为两个阶段：

（1）初始阶段，凝血酶大量生成，纤维蛋白蓄积，内皮细胞释放 t-PA，并与纤溶酶原在纤维蛋白表面结合，激活产生少量的纤溶酶。

（2）效应放大阶段，即纤溶加速阶段。少量的纤溶酶开始降解纤维蛋白，使纤维蛋白暴露出更多位点与纤溶酶结合，加速纤维蛋白的降解。此过程中会产生多种降解片段，统称为纤维蛋白（原）降解产物（fibrino/gen degradation product，FDP）。FDP 是反映纤溶系统状态的生物标志物，浓度增高表示纤溶亢进。

纤维蛋白原的过度降解，FDP 增高，为原发性纤溶。

纤维蛋白（血栓栓子）的继发性降解，FDP 增高，为继发性纤溶。

由于 FDP 是异质性很强的降解产物，包括纤维蛋白原、纤维蛋白的降解产物，因此不能鉴别原发性纤溶或继发性纤溶。

需要警惕的是，血浆中 FDP 浓度的显著增高，对于出血患者是非常不利的，因为 FDP 会抑制纤维蛋白单体的聚合、竞争抑制凝血酶、干扰血小板的黏附和聚集，使出血变得更为严重。

需注意,一些药物会促进原发性纤溶亢进。

在 FDP 的各种片段中,有 D-D-E 结构的片段称为 D-二聚体(D-dimer),这是一种表示纤维蛋白形成和继发性纤溶亢进的特异性标志物,血浆 D-二聚体浓度明显增高,提示已发生血栓或有潜在的血栓风险。

在血栓形成或高凝状态时,纤溶系统溶解纤维蛋白凝块,血浆 FDP 和 D-二聚体浓度都会显著增高,增高的幅度与纤维蛋白负荷正相关。

血液中 D-二聚体的浓度与血管内纤维蛋白负荷量相关。

联合利用 FDP 和 D-二聚体鉴别原发性纤溶亢进和继发性纤溶亢进,对于临床治疗非常关键,因为两种情况下的治疗方案截然不同,一旦诊断错误,患者死亡风险极大。

原发性纤溶亢进:FDP 显著增高,D-二聚体正常。

继发性纤溶亢进:FDP 和 D-二聚体都增高。

如患者是原发性纤溶亢进,说明纤溶系统溶解的目标是纤维蛋白原(注意:不是纤维蛋白),此时患者有高度出血风险,甚至可能是致命的。

原发性纤溶亢进:出血风险大,需要去除病因,并使用纤溶抑制药物。

继发性纤溶亢进:提示血栓风险,要根据病因实施针对性抗凝治疗。

继发性纤溶亢进伴 DIC:需去除或控制原发病,并根据临床情况酌情补充血液制品或实施低分子肝素抗凝。

在临床上,情况有时更复杂些,如肝病、剖宫产、泌尿生殖系统的创伤或相关手术时,D-二聚体也显著增高,此时仅依赖这两项参数很难鉴别纤溶亢进的类型,需增加"血栓弹力图"进行联合鉴别诊断。

编后:凝血与抗凝血、纤溶、血小板和血管内皮细胞之间的相互制约,在微观世界中是多维度的,交互影响非常复杂,维持着人体止血系统的平衡,保证人体既不出血,也不栓塞。这种平衡的容错能力强大,甚至在许多严重疾病时,只要这种制约和平衡存在(哪怕很脆弱),仍然可以使患者的出血或血栓风险得到控制。

第6章 谁是约翰·高尔特?

门剑龙

医生在确诊静脉血栓之后,就要开启求因的历程了。对于多数患者而言,求因关乎长期的安全;对于医生而言,求因是巩固和修正临床治疗的必由之路。通过求因,我们力图解决的问题包括:①导致血栓发生的核心要素是什么? ②这些核心要素的发生原因和机制是什么? ③核心要素是如何影响血栓疾病发展走向的?

1952年,26岁的格林斯潘第一次见到了安·兰德,并接触了安·兰德的哲学思想和理念,在随后的8年时间里,擅长数学模型的格林斯潘不间断地向这个美丽优雅的女人请教和探讨,后者也逐渐成了他的精神导师。

在所有讨论的问题中,最令格林斯潘着迷的是这个命题:

"谁是推动历史进程的主要力量和设置初始要素的上帝之手?"

这一时期,安·兰德正在写作《阿特拉斯耸耸肩》,其中有一句著名的台词:

"谁是约翰·高尔特?"

多年以后,最终明悟的格林斯潘发现,解决任何问题都要明确三个核心:

首先,要找到正确的初始变量。

其次,要明确这个初始变量是由谁设置的。

再次,初始变量是如何推动事物发展的。

对于已经确诊的静脉血栓,我们几乎要解决同样的问题:

首先,导致血栓发生的核心要素是什么?

其次,这些核心要素的发生原因和机制是什么?

再次,核心要素是如何影响血栓疾病发展走向的?

围绕着这样的思路,我们继续探寻血栓发生的成因(也就是求因的过程),指导和修正临床治疗的方式、评估药物的选择,还有决定治疗持续的时间。

一些求因过程是有规则的,但在许多时候,由于知识的局限,医生们会最终触碰到未知的领域和无解的障碍。尽管如此,如果我们在求因的路上走得更远些,患者可能就会更安全些。

我们再看看节选自 2018 版的《肺血栓栓塞症诊治与预防指南》中关于肺栓塞患者诊断后要继续求因的推荐意见和相关表述。

(1)急性肺血栓栓塞症(PTE)患者,推荐积极寻找相关的危险因素,尤其是某些可逆的危险因素(如手术、创伤、骨折、急性内科疾病等)。

手术、创伤、骨折、感染性疾病、制动、口服避孕药、使用雌激素替代治疗、血管疾病……在求因过程中,医生需首先确定是否有获得性的血栓危险因素,其中多数危险因素是可以去除的(可逆的)。此外,由于患者可能有多种危险因素,医生要评估这些风险要素的权重(确认是不是导致血栓的核心要素),同时还要分析患者的个体化风险要素,比如年龄、性别、体重指数……通过综合评估来梳理这些主要和次要风险要素,尽可能推导出患者发生血栓的驱动机制(主流和支流),了解该患者如何从“血栓风险”突然演变为真正“血栓事件”,这对于治疗方案的选择和预防血栓复发非常关键。

(2)不存在可逆诱发因素的患者,注意探寻潜在疾病,如恶性肿瘤、抗磷脂综合征、炎症性肠病、肾病综合征等。

恶性肿瘤也是常见的静脉血栓风险因素,有许多患者会因不明原因的静脉血栓就诊(患者往往不知道自己罹患癌症),更多的患者是在其他检查中被发现有难以解释的高凝状态(如 D-二聚体持续增高),然后经过深入检查才发现了隐匿性肿瘤。所以,对于不明原因的血栓患者(特发性血栓)和血液高凝状态的患者,需要认真排查存在隐匿肿瘤的可能性。

抗磷脂综合征是造成血栓栓塞的重要风险,当静脉血栓患者有以下任一临床特征时,应考虑进行实验室检查(狼疮抗凝物和抗心磷脂抗体):无明显诱因的静脉血栓和无法解释的动脉血栓栓塞、发病年龄<50 岁、少见部位发生血栓栓塞、习惯性流产、血栓形成或病理妊娠合并自身免疫性疾病(包括系统性红斑狼疮、类风湿性关节炎、自身免疫性血小板减少症和自身免疫性溶血性贫血)、APTT 延长等。在检出阳性的患者中,以女性为主,男性患者相对少见。

血栓栓塞是炎症性肠病的一种肠外表现,此类患者发生血栓的机制是获得性和多因素的,并与疾病活动期凝血功能紊乱有关,因此对于炎症性肠病需进行全面的血栓风险排查和评估。近年来,炎症性肠病合并静脉血栓有明显增高的趋势,开始成为炎症性肠病患者常见的死亡原因。炎症性肠病本身也是血栓复发的独立危险,抗凝治疗的疗程还要考虑炎症性肠病的活动性。

(3)年龄相对较轻(如年龄 <50 岁)且无可逆诱发因素的急性 PTE 患者,建议行易栓症筛查。

(4)家族性的静脉血栓栓塞症(VTE),且没有确切可逆诱发因素的急性 PTE 患者,建议进行易栓症筛查。

就疑似易栓症患者而言,对血栓驱动机制的求因是非常重要的,求因的结果往往影响着治疗方案、治疗持续的时间和药物的选择。青少年时期发生血栓是遗传性易栓症的典型特征,医生如未发现此类患者有重要的获得性风险,则需要进行系统的易栓症筛查,包括病史、家族史和实验室检查。需注意,易栓症化验不应进行大规模普筛,接受检查的患者应是经过医生筛选的,这样不但检出率高,也避免了不必要的资源浪费。

在进行化验之前,充分询问患者的病史和家族史是非常重要的。

比如,当医生发现肺栓塞患者有严重的抗凝血酶缺乏,而且有血栓家族史,此时患者的血栓非常可能是遗传性缺陷所致。伴随而来的问题是,该患者在治疗中几乎不能使用普通肝素、低分子肝素和磺达肝癸钠,因为抗凝血酶是这些药物的作用靶点,会使肝素类药物无效或低效。求因的思考并未结束,我们还要厘清这个患者的抗凝血酶缺乏是否还有其他获得性原因,如肾病综合征时,患者血液中的抗凝血酶会从尿液中大量丢失,而且肾病综合征本身就是静脉血栓的易栓疾病,所以对于这样的患者,不但使用肝素类抗凝药物需慎重,使用其他抗凝药物时还要评估肾脏清除能力,避免肾功能不全造成药物蓄积以及出血风险。

抗凝血酶缺乏是导致血栓发生的诱因,同时影响药物选择。

再如,当医生发现静脉血栓患者是蛋白 C 或蛋白 S 缺乏,此时思路是有所不同的。蛋白 S 缺乏是静脉血栓的独立风险因素,即使没有其他风险,仅仅蛋白 S 缺乏也足以造成任何年龄段患者的血栓形成。蛋白 C 则不然,即使是有遗传性缺陷,也不轻易导致静脉血栓形成,往往要与多种血栓要素同时存在,才会产生真正的血栓问题。所以,当蛋白 C 缺乏时,医生还应关注同时存在的其他血栓诱因。

蛋白 S 缺乏是导致血栓发生的独立诱因,蛋白 C 则不一定。

我们分析过各种可能的血栓驱动背景。如一个 21 岁的肺栓塞患者,遗传性蛋白 C 缺乏,本人是学生,身体健硕,发病前 24 小时正在进行一场夏季高强度的训练,饮水很少,大量出汗。我们分析血栓成因,很可能就是出汗所致的血液浓缩与本来隐匿的蛋白 C 缺乏形成了叠加风险。更常见的血栓驱动要素有经济舱综合征、怀孕、口服避孕药、肥胖等,其实在临床上医生们已经发现许多静脉血栓的发生是易患性问题,也就是说由遗传基础和环境因素共同作用,决定个体是否易于血栓发生。

此时,多重风险叠加本身就是导致血栓形成的核心要素。

蛋白 C 和蛋白 S 都是依赖维生素 K 合成的抗凝血蛋白,华法林在减少血中因子 Ⅱ、Ⅶ、Ⅸ 和 Ⅹ 的同时也降低蛋白 C 或蛋白 S 的浓度(详见第 29 章)。在口服华法林最初阶段,我们会发现,由于半衰期很短,蛋白 C 或蛋白 S 是最先减低的,此时凝血因子还没有明显下降,患者会出现由于凝血失衡引起的短暂高凝状态,所以在华法林用药的最初 5 天,要合并低分子肝素联合抗凝。衍生的问题是,对于已经有蛋白 C 或蛋白 S 缺乏的患者,华法林用药初期会加重促凝趋势。对于此类患者,我们如何使用华法林(尤其是在用药的初始阶段)?

求因对于确定 VTE 的治疗策略和疗程至关重要。在急性 PTE 的求因过程中,需要探寻任何可以导致静脉血流瘀滞、血管内皮损伤和血液高凝状态的因素,包括遗传性和获得性两类。

与获得性血栓风险因素比较,遗传性易栓因素的类型很多。除了蛋白 C、蛋白 S 和抗凝血酶缺乏外,还有纤溶抑制物增多、凝血因子 Ⅷ 增多、纤维蛋白原结构异常、胱氨酸代谢异常以及多种基因突变。由于各医院的检查能力不同,一部分患者即使高度怀疑有遗传缺陷,往往也无法明确病因,此时可以寻求其他医疗机构的帮助,特别是有基因检查能力的专业血栓实验室。

即使充分评估,部分患者仍然找不到危险因素,通常称为特发性 VTE。对这部分患者,应该进行密切随访,需要注意潜在的恶性肿瘤、风湿免疫性疾病、骨髓增殖性疾病等。对儿童和青少年,应注意寻找潜在的抗磷脂综合征、炎症性肠病、肾病综合征等;对育龄期女性,还应注意长期口服避孕药和雌激素药物相关病史。

　　还有很多患者在短时间内找不到明确的血栓诱因,这就需要对患者进行持续性的随访,尽可能地获得相关信息,以梳理血栓发生的脉络,为近期、远期治疗和预防方案的持续完善提供依据。

　　编后:"谁是约翰·高尔特",这是一个需要认真思考的问题。

第 7 章　让房颤患者远离血栓

许俊堂

西方国家房颤人群患病率为 1%~2%,与心力衰竭患病率相当，20
岁以上成年人患病率约为 3%。房颤的患病率随年龄增长不断增加,80
岁以上老年人每 10 人就有一个房颤患者,人的一生有 20% 左右的可
能性会发生房颤。在现代社会,随着寿命延长和人口老龄化,房颤的患
病率越来越高。

初识房颤

心脏机械性活动是由电活动控制和触发的,正常窦性心律控制心
房和心室有规律地顺序收缩和舒张(图 7-1)。房颤时心房由快速、紊
乱和无规则的电活动控制(图 7-2),心房无法有效收缩和正常舒张,心
室节律变得完全不规则,心率多数情况下增快,明显超过窦性心律,也
有心率明显减慢或者长时间心脏不跳动(长的心脏间歇)。房颤临床
类型包括持续或连续不断的房颤,甚至发展为永久性房颤,也有阵发性
或发作性的,也就是窦性心律与房颤交替存在,还有一些隐匿存在的未
被发现的房颤。大部分房颤患者都有症状,主要表现为心慌、气短,个
别无症状的患者,心电图检查方才发现。

房颤的病因和临床表现

导致房颤的危险因素包括高龄、高血压、糖尿病、心脏疾病(如心
力衰竭、心肌病、瓣膜病、心包炎等)和其他疾病(如肺部感染、电解质
紊乱、甲状腺功能亢进等)、外科大手术。尤其近年来肥胖和睡眠呼吸

暂停相关的房颤越来越多,个别患者还可能有遗传因素。

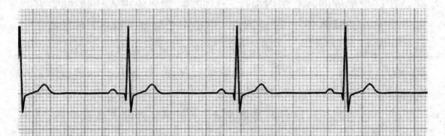

图 7-1　正常窦性心律。

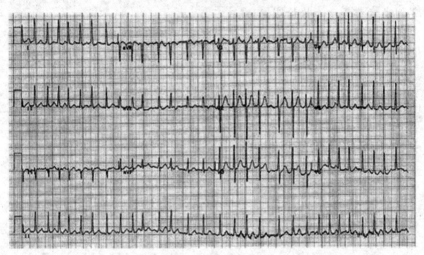

图 7-2　房颤患者心律。

　　房颤患者常有各种症状和不适,甚至引起情绪焦虑。房颤会增加心力衰竭的风险近 3 倍,心力衰竭与房颤互相促进,互为因果。心肌梗死患者发生房颤可诱发或加重心肌缺血(处理起来非常麻烦和棘手)。最严重的情况是心房内血栓形成及其导致的栓塞,造成房颤患者死亡风险高于非房颤患者 2 倍。

　　房颤时心房内血流减慢和淤积,导致血液容易凝固和形成血栓。

左心房内有一处结构称为左心耳,类似于盲肠一样的结构,大部分血栓都是在这里形成的。心房内血栓一旦脱落,顺血流进入动脉血管,并且最终堵塞在动脉各分支,导致器官/组织严重缺血及坏死(血管栓塞)。最常见的后果是堵塞脑动脉造成的脑梗死,此外也可发生肢体动脉栓塞(治疗不及时可能要截肢)和内脏动脉堵塞,如眼底、肝、脾、肾、肠系膜动脉栓塞等(甚至冠状动脉栓塞)。

我曾经遇到 3 例这样的房颤患者,1 例单纯房颤未服抗凝药,2 例换瓣后自己停用抗凝药,都发生了昏迷来医院就诊。心电图显示急性心肌梗死,说明血栓脱落后进入冠状动脉,导致急性心肌梗死,最后这 3 例患者都死于血栓栓塞。

房颤增加脑卒中风险达 5 倍。房颤患者每年发生脑卒中的风险为 5%,年龄越大,卒中风险越高。在住院的缺血性脑卒中患者中,有 15%~25% 合并房颤,或本身就是房颤导致的脑栓塞。房颤不但可以导致大面积脑梗死和死亡,还使得房颤患者的认知能力下降,痴呆的情况更为多见。房颤患者一旦发生脑卒中,病死率和致残率会很高,医疗费用大,生活质量差,复发率更高。

房颤患者的治疗

房颤的治疗是综合的。首先应治疗原发疾病和去除各种诱发与加重的因素,降低心力衰竭和血栓栓塞的风险,减轻症状,减少住院次数,提高生活质量,延长生命。

房颤治疗归纳起来包括:抗凝预防血栓栓塞、控制心室率在合适范围、恢复及维持窦性心律的各种措施。

控制过快的心室率可以减轻症状,减少心律失常性心肌病的发生,降低心力衰竭和心肌缺血的风险。主要药物包括 β 阻滞剂、非二氢吡啶类钙拮抗剂,如果有心力衰竭可以考虑洋地黄类药物或胺碘酮,但应除外预激综合征导致的房颤。根据情况,控制心室率在 70~80 次/分至 110 次/分以下。如果心率过慢或者存在长间歇,尤其有症状者,应该起搏治疗,心率波动过大也是考虑起搏治疗的适应证。恢复窦性心律的措施包括药物和电复律,复律前必须抗凝准备,复律后继续按照规定抗凝一段时间(一般4周),并定期随访。维持窦性心律的措施包括药物(如胺碘酮)和射频消融。射频消融主要适合那些肺静脉起源的阵发性房颤患者,射频消融前充分抗凝准备,术中可以不停用抗凝药物,术后抗凝至少2个月,高危患者应继续抗凝。射频消融成功不但可以减轻症状,还能减少血栓栓塞及发生心力衰竭的风险,甚至降低死亡率。

房颤的抗凝治疗

抗凝治疗是改变房颤患者命运最主要的措施,华法林抗凝治疗可降低房颤患者脑卒中的风险达62%,降低房颤患者死亡风险达23%,比使用他汀类药物带来的获益要大得多。但现状是,这样一个获益如此之大且毫无争议的治疗措施,在我国的临床实施情况却非常之差。

华法林必须用好

早在1997年,由胡大一教授牵头,我们与美国杜邦公司合作对房颤患者进行华法林抗凝的全国性研究,并在国内最早成立血栓防治门诊(抗凝门诊)。直到2000年前后,胡大一教授统计房颤患者服用华法林的比例仍然只有7%,大部分患者连阿司匹林都没有吃。

问题出在哪里?是医生不关心,还是患者不知情、不在意?其实都不是,那是什么情况呢?

华法林是维生素K拮抗剂。这个药尽管效果很好,但起效缓慢,与其他药物和食物之间存在相互作用,需要频繁血液化验监测和调整剂量。服用华法林需要监测一个叫作INR(凝血酶原时间国际标准化比值)的指标,维持INR在2~3,才能在保证抗凝效果的同时将出血风险控制在可接受的范围,但这却是一个不简单的任务。再好的医生,能使 70% 的患者顺利将 INR 控制在 2~3 就已非常成功。在平时生活中加减药物、食谱中蔬菜增减、身体状态改变或罹患其他疾病都可能影响 INR；检测 INR 的仪器、试剂甚至抽血质量也会使得检测结果发生改变。此外，遗传基因也影响华法林的转化和代谢。

不同人群使用华法林的剂量也有较大区别，同样维持 INR 在 2~3，西方人用的剂量比我们大得多，一般要 5 mg/d 或者更多，而多数中国人平均剂量不足 3 mg/d。就剂量而言，患者平时的自我管理很重要。我的一个患者用到每天 8 mg 还是没有达标，结果发现她正在减肥，喝黄瓜汁，黄瓜汁中含有维生素 K，正好和华法林中和了；另外一个患者每日不到 0.75 mg（进口的四分之一片）就能维持 INR 在 2~3。前几天听到报道，西方国家有人居然吃华法林用到了 30 mg/d！

由于华法林不好用，如不会用或者用不好，要么控制不住血栓栓塞风险，要么发生大出血。所以很多患者不敢用，不愿意用。另外许多房颤患者没有规范使用华法林，用了又停，或者用用停停，最后的结果可想而知。

华法林是好药，但必须用好，用不好就是毒药。大家知道灭鼠灵是什么成分么？与华法林是一类的（使老鼠死于大出血）！这个药半衰期长，一周一次服药就行，超量了就极其危险。我的一个老患者，在我离开朝阳医院后继续使用华法林，随着年龄增长，她逐渐出现认知障碍，身旁又没有监护人，1 天 1 片的华法林让她吃成 1 次 1 片，1 天 3 次，最后严重脑出血死亡。

迎接抗凝新时代

华法林作为唯一的口服抗凝药存在的时间已经超过半个世纪，期间无药可以替代。自 2003 年开始，陆续试验和上市了新的口服抗凝药物，也称为直接口服抗凝药。主要包括两大类，一类是直接凝血酶（Ⅱa）抑制剂达比加群酯，另外一类是凝血因子 Ⅹa 抑制剂，包括利伐沙班、阿哌沙班和艾多沙班等。

新型口服抗凝药直接作用于参与凝血和血栓形成的单个活化凝血因子（IIa 或者 Xa），药物浓度与抗凝效果相关性好，效果可以预测，与食物和药物之间相互作用少，一般情况下，常规使用不需监测凝血指标和调整剂量，但应参考肾脏功能（评估出血的风险）。新药起效快，不需要与肝素类药物交叉重叠就可以治疗急性血栓性疾病，由于半衰期缩短，停药后抗凝指标恢复快，一旦出血立刻停药即可，一般不需要逆转剂。新型口服抗凝药被批准用于房颤患者的血栓预防、关节置换患者的静脉血栓预防、静脉血栓栓塞的治疗。房颤复律前后和射频消融前后使用新型口服抗凝药物出血更少。

这些新型的口服抗凝药物抗凝效果（预防血栓栓塞）至少与华法林相当甚至更好，大出血尤其脑出血发生率明显减少（减低 50%）。对于预防房颤患者血栓栓塞发生，新型的口服抗凝药使用方便，多数情况下无须监测和调整剂量，使用便捷，患者接受度高。

编后：最后强调，所有可疑房颤患者都应该到医院筛查是否存在房颤；所有房颤患者都应该评估血栓栓塞的风险，并据此决定是否使用抗凝药物，与此同时医生也会评估出血风险，调整用药。抗凝患者应找专科或者相关专家就诊和随访，定期评估血栓栓塞和出血风险，并根据情况调整药物。一旦遇到出血、外伤或者手术情况，应及时就诊或会诊。

第8章 怀孕与血栓

乔宠 杨云

妊娠期的生理性高凝状态,对孕妇、胎儿和分娩过程是有益的,但同时也为血栓性疾病提供了物质基础。由于怀孕时出现的高凝状态会持续到产褥期(至少到产后6周),所以妊娠期和产褥期妇女都要注意血栓预防,一旦出现血栓症状,就要及早进行识别、诊断和治疗。

血栓病史和易栓症是孕妇发生血栓的主要风险,因此详细询问孕妇的病史和家族史是非常必要的。当然也要仔细了解其他高危因素(包括动态监测D-二聚体),这有助于为患者提供有针对性的预防措施。在预防妊娠期静脉血栓时,低分子肝素是产前和产后预防血栓形成的首选药物,且不影响母乳喂养。

最后还有三个问题:第一,辅助生殖技术会增加孕妇的血栓形成风险吗? 第二,保胎一定要长期卧床吗? 第三,宫颈环扎一定要卧床吗?

妊娠期的生理性高凝状态

每个怀孕的妈妈都是伟大的,从受孕到分娩,巨大的身体和心理上变化对于任何一个孕妇都是极大的考验(甚至在生死之间)。

临床上,几乎所有的贫血和高凝状态都是病理性的,只有孕妇不一样。

在产妇分娩时,往往会有较大量出血,有时候可能是致命的。人体为了减轻出血带来的危害,在妊娠早期(从怀孕的第1个月开始),孕妇的血液就逐渐表现出两种特征(直至分娩),这就是怀孕期间的"生理性血液稀释"和"生理性血液高凝状态"。"生理性血液稀释"是指血液中的水分增多,但血细胞数量相对恒定,造成血液的相对稀释,这是人体为了在分娩出血时,尽可能少丢失血液细胞成分;而"生理性血液高凝状态",则是指孕妇血液促凝活性增强,目的是为了在产妇分娩后,胎盘剥离面和撕裂伤的快速止血和修复。

怀孕后,孕妇血液中的凝血因子浓度会越来越高,血小板也更容易激活,同时抗凝血和纤溶系统反而变得颇为孱弱。多数情况下,这些变化对于产妇是有保护意义的,但有时候,这种生理性高凝状态会演变成现实中的血栓风险,甚至危及孕妇和胎儿的生命。

在正常妊娠过程中,各种促凝因素持续存在,并随孕周加重。自妊娠早期,多种凝血因子(纤维蛋白原、Ⅶ、Ⅷ、Ⅸ、Ⅹ、Ⅺ和Ⅻ因子)浓度上升,尤其是血管性血友病因子(vWF)与Ⅷ因子浓度同步增加,vWF可高于非孕状态的 2~4 倍(甚至更高)。抗凝血蛋白(蛋白 C、蛋白 S 和抗凝血酶)逐渐降低,其中游离蛋白 S 含量自妊娠早期开始减少直至产后数周。纤溶酶原活化抑制物(PAI-1 和 PAI-2)水平逐渐增加,其中 PAI-1 主要由血管内皮合成,在妊娠阶段也由胎盘合成并释放,同时大量合成的还有 PAI-2,造成纤溶系统功能抑制(限制分娩时子宫损伤可能引发的原发性纤溶),使产后静脉血栓风险增加(特别是剖宫产术后)。这种高凝状态直至妊娠晚期,并可持续至产后 6 周左右(产褥期)才逐渐恢复正常。

妊娠期容易发生血栓

妊娠期的生理变化对孕妇、胎儿和分娩过程是有益的,但同时也为血栓栓塞性疾病提供了物质基础。由于这种变化可持续到产褥期(产后 6 周),因此妊娠期和产褥期妇女都需要注意对血栓的预防,一旦出现症状(比如进行性的腿肿、憋气),就要及早进行识别和诊断。在"坐月子"时,下肢血栓风险还是很大的,尤其是那些有血栓家族史的妇女。

妊娠期所发生的血栓中,少数是动脉血栓,多数是静脉血栓,其中约有 80% 的病例是腿部（左下肢多见）和盆腔的深静脉血栓。孕妇深静脉血栓常见左下肢的原因,可能与增大的子宫及右侧髂总动脉对左侧髂总静脉产生压迫有关（使得左下肢的血流淤积）。这是贯穿整个妊娠期的血流动力学异常现象,有时候比孕妇的生理性凝血改变更重要。也有研究认为,解剖学因素对于孕妇静脉血栓发生位置的影响被夸大了,因为盆腔静脉所承受的压力也同样可解释妊娠期单发髂静脉血栓的发生。

哪些妇女更易发生血栓

详细询问孕妇的病史和家族史是非常必要的,这有助于判断患者是否需要更有针对性预防措施（有时还要进行化验检查）,同时医生还要仔细了解其他高危因素（特别是对高龄产妇）。血栓病史和易栓症是孕妇发生血栓的主要风险。在妊娠期和（或）产后曾发生过静脉血栓的妇女中, 20%~50% 有易栓症。除此之外,与妊娠和分娩及其他内科情况相伴的生理改变,如肥胖、吸烟、长期服用避孕药、血红蛋白病、妊娠剧吐、感染,妊娠并发症（如妊娠高血压疾病、妊娠期糖尿病）、长期卧床、过度增大的子宫（多胎、羊水过多等）等也都是诱发血栓的风险因素。与妊娠其他阶段比较,产后肺栓塞风险更高,分娩所致的血管损伤是产后静脉血栓发生的重要原因（特别是剖宫产手术或经阴道手术）。剖宫产术后发生的深静脉血栓可累及髂内静脉及其属支,此外还常见于子宫静脉及周围盆腔静脉丛。

孕妇的易栓症

孕妇的易栓症类型与其他人群基本一致,包括遗传性和获得性两大类,涉及抗凝蛋白、凝血因子、纤溶蛋白缺陷。临床常见的获得性因素是抗磷脂综合征,需要检测狼疮抗凝物和抗磷脂抗体。除造成血栓形成外,妊娠期的易栓症还常导致复发性流产、不明原因死胎、羊水过少、胎儿生长迟缓、早发型子痫前期,化验检查是诊断和鉴别诊断的重要手段。

有习惯性流产病史、重度子痫前期或胎儿生长受限的孕妇,应进行抗磷脂抗体和(或)狼疮抗凝物检查。在实验室检查证实孕妇存在高度血栓风险后,如抗凝血蛋白缺陷、抗心磷脂抗体持续阳性、血栓病史和某些遗传缺陷等,孕妇不但需要产后预防,产前也应使用预防剂量/中等剂量的低分子肝素或普通肝素。

孕产妇下肢深静脉血栓的检查

下肢深静脉血栓患者约半数无自觉症状,有症状者可能表现为患处肿胀、疼痛。孕妇如果出现这种情况需警惕血栓。诊断孕妇的静脉血栓对医生来说是一项巨大的挑战,在其他人群中的一些典型血栓症状,如气短或腿部肿胀,在正常妊娠期内都属于常见表现,而真正的静脉血栓症状和体征在妊娠期又有所不同。

临床上,D-二聚体有助于排除诊断非孕人群的静脉血栓,但在妊娠时则效果较差。由于血浆 D-二聚体浓度随孕周而增加,临床很难确定恒定的 D-二聚体临界值用以排除诊断孕妇的静脉血栓,医生还是将临床表现结合影像学检查作为主要诊断方式。有些医院也会制订本单位的妊娠期不同时段的 D-二聚体的正常值,一旦发现 D-二聚体异常升高,尤其是远高于妊娠期相应阶段的水平时,就进一步排查静脉血栓。

下肢静脉造影是诊断深部静脉栓塞的金标准,灵敏度与特异度高,对血栓部位、范围、栓塞程度均能监测,但由于产生的辐射会对胎儿造成影响,所以在妊娠期被严格限制使用。

超声是常用的无创检查手段,可及早发现下肢静脉血栓,目前静脉压迫超声与 MRI 常可用于诊断孕妇下肢深静脉血栓,且对胎儿无辐射影响。

妊娠期水肿是很常见的(妊娠晚期最为明显)。大部分水肿是因为子宫增大压迫下腔静脉而产生的生理性水肿,主要在脚踝以下,通常休息后会减轻。若将腿部抬高,辅以按摩,下肢水肿会明显减轻。

如果休息、腿部抬高或按摩后仍无明显减轻,则需仔细检查,如监测孕产妇血压,观察有没有妊娠期高血压引起的水肿,还要进行双下肢动静脉超声等检查,以明确是否发生了下肢静脉血栓。

剖宫产术后应常规评估血栓风险,以确定是否需采取血栓预防措施。如没有其他血栓风险,除了尽早运动外,不需特殊的血栓预防和实验监测。有血栓病史的孕妇,应在产前进行必要的实验监测,在产后进行预防性抗凝治疗。如果产前有高度血栓风险并持续至分娩后,或者妊娠期罹患急性静脉血栓者均需连续监测 D-二聚体。无血栓病史但有血栓风险的孕妇,需进行个体化风险评估。

孕产妇如何预防血栓

有血栓家族史的女性,应检查抗凝血酶、蛋白 C、蛋白 S 等与遗传性易栓症相关的化验指标,必要时进行相关基因检查。长期服用避孕药者,应定期监测 D-二聚体,了解是否有高凝状态。

孕妇要严格控制体重,改善饮食,改变高糖、高盐、高脂等不良饮食习惯,及时治疗妊娠高血压疾病,避免血流动力学异常(主要是血流缓慢)。

对于妊娠剧吐或其他疾病,及时补液,以防脱水造成的血液浓缩。因合并某些疾病不宜下地活动者,应勤翻身并按摩下肢,促进静脉血液循环(踝泵运动会很有效)。

严格掌握剖宫产指征,减少损伤和降低卧床的可能性。孕妇分娩后尽早下地活动,促进腿部静脉血液回流。对于有血栓形成倾向或其他血栓高风险的产妇,根据具体情况可采用弹力袜、抗血栓压力泵或低分子肝素以降低血栓风险。在预防妊娠期静脉血栓时,低分子肝素是合适的选择,该药很少诱发肝素诱导的血小板减少症,也不易导致骨质疏松,是产前和产后预防血栓形成的首选药物,且不影响母乳喂养。

对于合并血栓形成高危因素的孕产妇,如无抗凝禁忌,为了进一步改善孕产妇围产结局,在产后 10 天内使用低分子肝素是很安全的。对于无血栓病史的孕产妇,如抗磷脂抗体持续阳性,应综合考虑其他血栓因素,采用弹力袜、抗血栓压力泵或低分子肝素,以预防产前产后血栓形成。需注意,对于抗磷脂抗体阳性的孕妇(曾发生习惯性流产),即使未发生动、静脉血栓,也应在产前预防性抗凝治疗。

华法林可穿透胎盘。在妊娠早期,特别是第 6~12 周,华法林最容易导致胚胎发生异常:缺陷类型包括鼻发育缺陷、骺点彩,以及较为少见的四肢发育异常和中枢神经系统异常。其他次要的神经发育在妊娠中、后期也会受到华法林的影响,但机制不清。在妊娠晚期使用华法林,还可能造成胎儿和新生儿出血、胎盘早剥。因此,华法林仅限于在少数情况下使用(如装有机械心脏瓣膜的孕妇)。通常情况下,当长期使用华法林治疗的女性患者计划怀孕时,要密切进行妊娠检查,并在诊断妊娠后以低分子肝素替代华法林。对于需长期口服华法林抗凝治疗的产妇,可在产后出血风险降低后,将低分子肝素转换为华法林继续抗凝治疗,对母乳喂养也是安全的。

对于人工心脏瓣膜的孕妇,在妊娠期间需评估血栓风险,包括瓣膜类型和位置、血栓病史等(不应仅依赖实验室检查),以决定抗凝药物治疗策略。机械心脏瓣膜修复的孕妇有高度血栓风险,此类患者使用大剂量普通肝素时,必须进行密切管理和实验室监测。如确认孕妇有持续性高度血栓风险,则治疗应考虑普通肝素和低分子肝素的有效性和安全性,必要时整个妊娠期可使用华法林。临近分娩时,重新使用普通肝素或低分子肝素。

普通肝素和低分子肝素有时候不能为人工心脏瓣膜孕妇提供足够保护,原因可能与剂量不足和抗凝能力弱于华法林有关。因此在特殊情况下,可考虑应用华法林,给药前应告知孕妇及家属华法林对胎儿发育的潜在风险。

妊娠期的三个误区

第一,辅助生殖技术会增加孕妇的血栓形成风险吗?

现代社会晚婚晚育的人越来越多,随着二胎政策的实行,越来越多的高龄妇女也开始选择辅助生殖技术进行受孕。既往研究发现,辅助生殖技术会增加血栓的发生率,但发生机制尚不明确,主要可能归因于辅助生殖技术的人群常伴随高龄、血栓性家族史、易栓症、雌激素使用、多胎妊娠等高危因素,特别是多囊卵巢综合征的患者常伴随高雌激素水平,可导致血液呈高凝状态。因此对于辅助生殖的妇女要详细采集病史,评估有无血栓形成的危险因素,做好血栓栓塞并发症的预防,及时检查,早期诊断,积极治疗,最大限度地保护母体及胎儿的安全。

第二,保胎一定要长期卧床吗?

很多孕妇因为曾有过流产经历或近期出现阴道流血、腹痛等先兆流产征兆,为了保胎就选择卧床休息,一切活动都在床上以防止流产。但研究表明,卧床并不能治疗流产,也没有降低流产的风险,反而长期卧床会使孕妇抵抗力下降,全身血液循环变慢,下肢肌肉萎缩,极易造成血栓形成,最常见是下肢、盆腔的深静脉血栓,严重时可发生肺栓塞和死亡。对于有高凝状态相关复发性流产史的孕妇(如曾因胎盘微循环的血栓形成导致胚胎停育),长期卧床不仅对保胎没有好处,相反还会增加血栓形成的概率。

第三,宫颈环扎一定要卧床吗?

很多宫颈环扎后的妇女常常绝对卧床或长时间坐轮椅,活动量减少。那么是否只要进行了宫颈环扎,就应该保持卧床静养吗? 实际上针对不同的环扎类型,术后护理的要求常常是不同的。对于预防性宫颈环扎术和应急性宫颈环扎术,术后不必严格卧床,可以进行正常的体力活动,只要避免过度剧烈劳动,增加腹压活动即可。对于紧急性宫颈环扎术,由于入院时宫口已开,胎胞可见,这样的孕妇的确需要卧床3~7 天,必要时采用臀高位。此时要注意预防血栓,进行适度腿部按摩,适当采用弹力袜、压力泵或低分子肝素来预防血栓形成。

　　编后:怀孕时的生理性高凝状态在与病理诱因叠加出现时,有可能演变成真实的血栓,因此需动态评估静脉血栓风险,并积极、充分进行抗凝预防,这对于保证孕产妇的安全非常关键。

第 9 章　卵巢过度刺激综合征、血栓与抗凝

李拥军

　　妊娠期生理性高凝状态是相对脆弱的,容易被各种因素破坏。如果出现较为强烈的促凝风险(病理性、遗传性或药物性),就可能在妊娠的任何阶段使静脉血栓风险增加甚至发生血栓栓塞。在早孕阶段,辅助生殖和卵巢过度刺激综合征的患者同样也有血栓风险。在确诊的同时,采用低分子肝素进行充分抗凝治疗是安全有效的方法,可消除血栓、防治血栓复发。

妊娠期血栓与临床问题

　　妊娠期有一些常见的血栓风险因素,如糖尿病、高血压、肥胖、静脉曲张、甲状腺功能亢进、抗磷脂综合征、感染、红斑狼疮、长期卧床、过度增大的子宫以及心脏病等均可能增加静脉血栓的风险。此外,孕妇如伴有某些遗传性易栓因素(如抗凝血蛋白缺陷)也会使血栓风险增加。需注意的是,在早孕阶段,一些辅助生殖治疗可能让孕妇出现高凝状态,甚至发生血栓,此时医生需要解决三个问题:

　　(1)如何确认孕妇的血栓风险或诊断血栓?

　　(2)如何治疗和预防妊娠期的血栓?

　　(3)抗凝治疗需持续多长时间?

意外的血栓

Z 女士，29 岁，平时身体状态良好，自从做了胚胎移植手术(试管婴儿)之后偶尔会有胸闷症状，并在移植手术后第 7 天出现腹胀，随后加重伴头晕、恶心、呕吐症状，被诊断为卵巢过度刺激综合征(这是胚胎移植术后常见的并发症之一，经过正规治疗通常能够有效控制)。患者在当地医院接受了 3 周的住院治疗，最终病情好转顺利出院。

出院是件高兴的事儿，可对于 Z 女士，却成了另一个不幸故事的开始。

出院之后第 5 天，Z 女士突然出现右肩及右颈部的胀痛，偶尔伴有胸闷。因为有了之前的住院经历，她和家人对各种不适的感觉都十分重视，立即到医院进行检查，检查结果提示"右锁骨下静脉、右颈内静脉血栓"。医生告诉 Z 女士："静脉血栓就像潜伏在体内的不定时炸弹，一旦血栓脱落堵塞肺动脉，孕妇及胎儿都将面临生命危险。"

无奈之下，夫妻俩立即转诊于国内多家著名三甲医院，均予"低分子肝素 0.4 mL，每天 2 次"的门诊治疗。最后经过多方打听，患者在 2017 年 7 月 17 日来到北京医院血管外科。我在评估病情后，考虑病情危急，立即决定予收住院治疗，但面临一系列需要解决的问题：

(1)血栓与妊娠有关系吗？

(2)患者有肺栓塞吗？

(3)药物治疗会导致胎儿畸形吗？

(4)放置静脉滤器有射线怎么办？

(5)到底如何检查、治疗？

治疗

面对这些问题，我们立即进行全科讨论并邀请妇产科医生会诊协助，结合检查结果及国内外最新指南，从三大方面 11 个问题逐一进行分析探讨。最终明确抗凝方案"低分子肝素 6000 IU，每天 2 次"治疗。

经过 1 周的抗凝治疗后,患者无再发胸闷症状,右上肢及颈部水肿减轻,D-二聚体明显下降;B 超提示右颈内静脉血栓存在,右侧锁骨下静脉血栓消失,患者情况稳定,于 2017 年 7 月 27 日顺利出院,并继续抗凝治疗。出院后第 1 周、第 2 周电话随访,患者一般情况良好,D-二聚体水平已降至正常。虽然挺过了最危急的时期,但随后 9 个月怀胎风险仍在。

血栓形成的原因分析

根据 2014 年昆士兰卫生组织的指南,在妊娠期和产褥期静脉血栓栓塞的预防评估中,该患者存在多胎妊娠、辅助生殖、卵巢过度刺激综合征 3 个血栓形成的危险因素,属于中危风险,可行低分子肝素的预防抗凝治疗(表 9-1)。

表 9-1 病例讨论中涉及的血栓防治指南

英文缩写	英文名称	中文名称
ACCP-9	9th ed: American College of Chest Physicians	美国胸科医师学会
RCOG	Royal College of Obstetricians and Gynaecologists	英国皇家妇产科医师学院
SOCG	Society of Obstetricians and Gynaecologists of Canada	加拿大妇产科医生协会
ESC	The European Society for Vascular Surgery	欧洲心脏病学会
QLD	Queensland Health	昆士兰卫生组织

我们的结论是:该患者应选择抗凝治疗!

如何抗凝?

2012 年 ACCP-9 推荐:辅助生殖术后发生卵巢过度刺激综合征的患者,在症状得到控制后,继续以低分子肝素预防血栓 3 个月优于未继续血栓预防(2C)。

2015 年 RCOG 推荐:妊娠合并深静脉血栓患者首选抗凝治疗,除非患者存在抗凝禁忌(B)。

2017 年欧洲 ESC 上肢深静脉血栓的治疗共识:上肢深静脉血栓的抗凝治疗方案等同于下肢深静脉血栓。

抗凝药物选择

2012 年 ACCP-9 推荐:妊娠期的抗凝药物中,低分子肝素优于普通肝素(1B),优于华法林(1A);且不推荐使用新型口服抗凝药(1C)。

2015 年 RCOG 推荐:妊娠期的抗凝药物中,低分子肝素优于普通肝素(Ⅱ-A),且不推荐使用新型口服抗凝药(Ⅲ-D)

低分子肝素不能通过胎盘,对胎儿较安全,目前给孕妇使用低分子肝素已经成为主流治疗方式。对于罹患急性静脉血栓的孕妇,初始治疗宜选择低分子肝素皮下注射。如孕妇存在血栓形成倾向(或血栓病史),产前应使用"预防剂量/中等剂量"的低分子肝素,整个孕期需监测风险水平,且产后仍充分抗凝药物治疗。

低分子肝素是妊娠期静脉血栓预防和治疗的一线药物,使用时需考虑超重、肥胖或肾脏功能等因素,治疗剂量应随之进行调整,必要时可通过抗因子Ⅹa 活性(抗-FⅩa)试验监测。

低分子肝素是妊娠期抗凝的首选药物。

抗凝药物用量

2014 年 SOCG 推荐:低分子肝素用量为 100 IU/kg(Ⅱ-1A),每天2 次。

2015 年 RCOG 推荐:体重 50~69kg 者,低分子肝素的用量为 6000 IU 每天 2 次,或 12000 IU 每天 1 次(Ⅱ-1A)。

该患者体重 60 kg,因此使用低分子肝素剂量为 6000 IU,每天 2 次。

抗凝用药疗程

2012 年 ACCP-9、2014 年 SOCG 及 2015 年 RCOG 均推荐:妊娠期

合并深静脉血栓患者,推荐持续抗凝至产后6周(或至少3个月)优于短程抗凝治疗(2C)。

我们建议对该患者持续抗凝至产后6周,若有病情变化再调整方案。

是否抗凝监测

2014年SOCG推荐:抗凝前及抗凝后1周监测血小板,警惕肝素诱导的血小板减少症(Ⅲ-C)。

2015年RCOG推荐:对于体重50~90 kg,且肾功能正常者不需要进行抗-FXa的监测(C),且不需要进行常规性的血小板计数监测(D)。

该患者抗凝开始后的前2周,每周复查一次血小板,未出现肝素诱导的血小板减少症。

可否院外治疗

2014年SOCG推荐:对于妊娠合并下肢静脉血栓(DVT)的患者应该住院治疗2周,或者在门诊治疗中进行严密的随访(Ⅲ-C)。

该患者住院治疗10天,症状明显改善后出院,继续门诊严密随访。

滤器是否必要

2014年SOGC、2015年RCOG及2016年国外妇产科相关专家组均认为:滤器仅用于有抗凝禁忌或抗凝治疗过程中发生肺栓塞的患者(Ⅱ-C,Ⅱ-D)。

给此类患者放置滤器存在一系列问题:产品缺乏,没有上腔静脉的滤器;对射线的顾虑,常规的滤器植入需要接受射线;若在B超引导下的滤器植入,对于上腔静脉来说难度较大。

该患者目前肺栓塞诊断不明确,且入院后抗凝治疗有效,并面临滤器植入的实际因素限制,所以最终没有行滤器植入术。

随访

短期随访:D-二聚体控制稳定并恢复至正常水平,血小板计数稳定,未发生肝素诱导的血小板减少症。

长期随访:在随访过程中尝试两次药物调整,第一次在患者情况稳定、血栓清除后,应患者强烈要求,曾尝试停药, 3 天后血栓复发,恢复足量抗凝。第二次在患者情况稳定、血栓清除后,考虑到患者的迫切意愿,尝试调整半量(6000 IU 每天 1 次),一直到产后 2 周(未达到产后 6 周)。2018 年 2 月 12 日,患者剖宫产,双胞胎。目前无血栓相关症状。

编后:孕妇不仅是在妊娠晚期会有明显的血栓风险,在妊娠早期,尤其是辅助生殖及卵巢过度刺激综合征患者同样也有血栓风险。在治疗和预防时,采用低分子肝素进行抗凝给药,安全有效,是首选推荐。滤器仅作为在有深静脉血栓形成且存在抗凝禁忌时,并且在抗凝过程中仍出现严重肺栓塞事件时的治疗选择。

第 10 章　狼疮抗凝物

马　睿　门剑龙

1952 年，Conley 和他的同事在系统性红斑狼疮患者的血清中发现了狼疮抗凝物（Lupus Anticoagulant, LA），这种物质在体外实验中可干扰依赖磷脂的凝血过程使血液凝固时间延长，在人体内却会造成严重的静、动脉血栓栓塞。

狼疮抗凝物和抗磷脂综合征

狼疮抗凝物（lupus anticoagulant，LA）的命名源自一系列的误会，由于最早是在系统性红斑狼疮患者血液中被发现的，故谓之"狼疮"。当时的研究者们还发现，这种抗体可明显延长正常人的血浆凝固时间（尤其是 APTT 试验），所以将之称为"抗凝物"，后来历经多年研究，狼疮抗凝物的真实面孔才逐渐显现在人们面前。

狼疮抗凝物属于自身抗体，是三类与血栓相关的抗磷脂抗体中的一种，多数为 IgG 型，少数为 IgM 型（也有混合型），主要作用是拮抗带负电荷的磷脂（以及磷脂 - 蛋白复合物），对凝血和抗凝血等多个系统都能产生负面影响。在体外试验中，狼疮抗凝物可干扰依赖磷脂的凝血过程，使凝血时间假性延长（这也是其命名的由来）；但在体内则恰恰相反，狼疮抗凝物是强烈的促凝物质，通过诱导组织因子表达、激活血小板及补体、抑制蛋白 C 系统，使人体出现病理性高凝状态，是造成静、动脉血栓栓塞的重要风险，临床表现有多样性特征，少数患者可有出血表现（甚至仅有实验室异常）。在临床上，狼疮抗凝物阳性常见于成年女性患者，男性患者相对少见，在抗磷脂综合征（antiphospholipid syndrome）、系统性红斑狼疮等自身免疫性疾病时阳性率高，在感染性疾病、肝炎、实体肿瘤、白血病、真性红细胞增多症或使用某些药物（如氯丙嗪、普鲁卡因胺、奎尼丁、肼屈嗪、苯妥英钠、干扰素和可卡因等）的患者血浆中也可短暂出现。

狼疮抗凝物是强烈的病理性促凝物质。

抗磷脂综合征是一种以抗磷脂抗体持续阳性为特征，以静、动脉血栓形成和病理妊娠（尤其是胎盘血管栓塞所致的习惯性流产）为主要临床表现的自身免疫性疾病。该病引发血栓形成的临床表现取决于受累血管的种类、部位和大小，可累及单一或多个血管。静脉血栓栓塞在抗磷脂综合征时最常见，主要有下肢深静脉血栓、上肢深静脉血栓和肺栓塞，也可堵塞内脏血管。动脉血栓栓塞发生率低于静脉血栓，但往往更严重，甚至危及生命，许多患者会发生短暂性脑缺血发作甚至缺血性卒中。

其他临床表现还包括：神经系统表现（神经系统常被累及，颅内血管是最常见的病变部位，由于血管栓塞所致的认知功能障碍或痴呆、偏头痛、癫痫、运动障碍、狼疮样硬化症、横贯性脊髓炎、周围神经病变、躁狂症、抑郁症、双相情感障碍、强迫症、精神分裂症和舞蹈症等）、心血管系统疾病（如瓣膜病变、动脉粥样硬化、心肌梗死、心腔内血栓、肺动脉高压、心肌病和舒张功能障碍）、血小板减少（出现在至少 30% 的抗磷脂综合征患者中，并且在血栓形成时最严重）、肺部表现（肺栓塞、肺动脉高压、急性呼吸窘迫综合征和肺泡内出血）、皮肤表现（网状青斑病、坏疽、皮肤溃疡、浅表皮肤坏死、假性黏膜炎病变和坏疽性脓皮病样病变）、肾脏表现（隐匿性血尿、蛋白尿和肾功能不全或伴有急性肾衰竭和高血压）。

灾难性抗磷脂综合征，是一种罕见的、危及生命的类型，发生率<1%，特点是血管内血栓栓塞同时发生或在 1 周内影响三个或更多器官系统和（或）组织，通常累及小血管，但亦可见大血管堵塞。在全部

患者中,约有 60% 单发抗磷脂综合征,另外 40% 合并其他系统性自身免疫性疾病。

狼疮抗凝物的促凝机制

狼疮抗凝物是通过多种途径促进人体的病理性凝血活化的。研究显示,狼疮抗凝物通过与磷脂或磷脂-蛋白复合物结合,激活内皮细胞(干扰内皮细胞释放纤溶酶原激活物,抑制纤溶功能)、单核细胞、中性粒细胞、血小板(干扰花生四烯酸代谢,促进血小板活化)等血液细胞成分;干扰各种依赖磷脂的凝血与抗凝蛋白(竞争磷脂酰乙醇胺,抑制蛋白 C 系统,使之灭活 FVa 和 FⅧa 的作用减弱),中和膜联蛋白 V,影响补体活化等,最终引发高凝状态,导致血栓形成。

在临床实践中,我们发现,凡是狼疮抗凝物阳性的患者,几乎无一例外地伴随血液的高凝状态或血栓形成。对于上肢静脉血栓形成的患者,在排除了恶性肿瘤、创伤、中心静脉置管(甚至静脉输液)的因素后,要充分考虑狼疮抗凝物的可能性,尤其是女性,无论年龄大小,都是风险人群。抗凝药物的选择需根据患者的原发病和治疗目的而定。

狼疮抗凝物检查和验前评估。

狼疮抗凝物是诊断抗磷脂综合征的重要实验室指标,通常连续两次以上在血浆中检出狼疮抗凝物(每次间隔 12 周),即可确诊(检测两次的目的是避免假阳性导致的过度诊断)。

不同类型的抗磷脂抗体都会干扰止凝血过程(但机制尚不完全清楚),通常患者有多个抗磷脂抗体阳性时有更高的血栓形成风险。目前,还没有任何一种试验可以覆盖全部抗磷脂抗体,临床上往往采用一组试验来进行筛查。

完整的抗磷脂综合征实验室检查至少包括狼疮抗凝物、抗心磷脂抗体和抗 β_2- 糖蛋白 I 抗体,其中狼疮抗凝物阳性患者的各类血栓风险都明显增高。当狼疮抗凝物、抗心磷脂抗体(IgG 或 IgM)和抗 β_2- 糖蛋白 I 抗体（IgG 或 IgM）三项同时阳性，患者血栓栓塞和血栓复发的风险最高（即使是无明显症状的患者）；如仅抗 β_2- 糖蛋白 I 抗体阳性，则与动脉血栓有显著相关性。

　　狼疮抗凝物应选择不同原理的检测方法进行筛选试验、确诊试验和混合试验，通常用稀释的蝰蛇毒时间（dilute Russell viper venom time，dRVVT）和硅土凝固时间（silica clot time，SCT）作为筛选试验、确诊试验的优选组合，以提高诊断的可靠性。

　　2007 年，国际血栓与止血协会（ISTH）的科学及标准化委员会更新了狼疮抗凝物的检测指南，提出为了避免过度检查，应限定有抗磷脂综合征高度可能性的患者接受狼疮抗凝物的检查。2009 年，更新后的指南再次明确提出了实验室检测前应进行临床可能性评估（表 10-1），同时建议当患者怀疑有抗磷脂综合征或有不能解释或不能纠正的APTT 延长时，采用 dRVVT 作为首选检测方法，以硅土或低浓度磷脂作为激活剂的凝血时间（如 SCT）为次选方法。2014 年，美国临床和实验室标准化协会（Clinical and Laboratory Standards Institute，CLSI）在其发布的《狼疮抗凝物实验室检测指南 H60-A》中再次引用了这一标准。

表 10-1　狼疮抗凝物检测前的临床可能性评估标准

临床可能性	评价标准
高度	符合任意一项：<50 岁的无明显诱因的静脉血栓、无法解释的动脉血栓栓塞、少见部位发生血栓形成、习惯性流产、血栓形成或病理妊娠（死胎、胎儿发育迟滞）合并自身免疫性疾病的患者（包括系统性红斑狼疮、类风湿性关节炎、自身免疫性血小板减少症和自身免疫性溶血性贫血）。
中度	偶然发现的无症状患者的 APTT 延长、复发性早期习惯性流产、无明显诱因的年轻静脉血栓患者。
低度	发生静脉血栓或动脉血栓栓塞的老年患者。

狼疮抗凝物检查的注意事项

狼疮抗凝物试验都是采用以血浆凝固反应为原理的方法,由于影响凝血试验的因素较多,且狼疮抗凝物本身具有高度异质性,目前还没有任何一种试验可筛查出所有的狼疮抗凝物,所以专业实验室都采用至少两种检测方法进行筛查以降低漏检率。关于狼疮抗凝物检查的注意事项包括:

(1)筛选试验试剂应含有低浓度磷脂,确认试验试剂应含有高浓度磷脂(能更多地中和狼疮抗凝物)。当 dRVVT 和 SCT 的筛选试验呈阳性时,需选择与其原理一致的确认试验,如 dRVVT 和 SCT 的确诊试验。

(2)混合纠正试验是将患者血浆与正常人血浆等量混合,验证是否有凝血因子缺乏、干扰物或抑制物。

(3)由于混合纠正试验可能产生稀释效应,因此当筛选试验和确认试验呈阳性时,即使混合纠正试验阴性,也可认为该标本呈阳性。

(4)混合纠正试验在实验诊断流程中的使用顺序尚存争议,实验室可根据临床情况并结合相关指南建立适合的规则。

(5)设定合理的临界值有助于提高诊断效能。

(6)狼疮抗凝物阳性以标准化比值(normalized ratio, NR)表示[筛选试验(秒)/确认试验(秒)],但 NR 的绝对值水平与血栓危险度之间的关系尚不明确。

(7)避免从留置导管中采集血液标本,因为肝素会影响结果,造成假阳性。

(8)对血液标本进行充分离心(必要时可二次离心),获取乏血小板血浆。

(9)检测如不能在 4 小时内完成,需将血浆保存在 -70℃环境(不超过 6 个月)。

(10)当结果数据繁复不清时,实验室应给出明确阴性或阳性结论,帮助医生了解检测结果的含义。

需注意,许多抗凝药物和凝血缺陷会影响狼疮抗凝物的检测结果,这些干扰可导致凝血时间延长甚至产生"假阳性",因此医生在检测前或进行数据解读时,需充分考虑抗凝药物、凝血因子缺乏或凝血因子抑制物对实验结果的影响,在必要时需分析患者的药物使用记录。以下的注意事项对避免狼疮抗凝物"假阳性"很关键:

(1)低分子肝素给药超过 12 小时后可进行检测。

(2)普通肝素可造成筛选试验假性延长和混合试验假性不纠正现象,使实验结果难以解释,建议给药 24 小时后进行检测。各项试验相比较,dRVVT 有一定的抗肝素干扰的能力(可达 1 U/mL)。

(3)直接凝血酶抑制剂,如阿加曲班、比伐芦定、重组水蛭素和达比加群酯等,可引起混合试验的假性不纠正,以及少数患者的确诊试验假阳性,建议给药 24 小时后进行检测,也可采用凝血酶时间(TT)验证是否血液中有残留的药物抗凝活性。

(4)磺达肝癸钠和利伐沙班也可导致混合试验的假性不纠正,但目前资料很少,建议给药 24 小时后进行检测。

(5)长期使用华法林的患者,凝血时间延长会严重干扰对结果的分析,建议在停止华法林治疗后 1~2 周或当 INR 低于 1.5 时进行检测。尤需注意,SCT 对华法林非常敏感。

(6)凝血缺陷性疾病或凝血因子抑制物亦可干扰狼疮抗凝物检测结果(特别是确认试验),需通过混合纠正试验进行鉴别。狼疮抗凝物对 APTT 和基于 APTT 的凝血因子活性检测都有干扰作用,当 APTT延长时,应首先使用混合纠正试验进行鉴别。

编后:狼疮抗凝物作为诱发血栓形成的重要危险因素,是静脉血栓诊断、求因的重要评估内容。需注意,狼疮抗凝物不应对随机人群进行普筛,要避免过度检查。医生对患者进行狼疮抗凝物检查前,应进行充分的临床评估,筛选出符合适应证的患者。另一方面,有很多因素会影响狼疮抗凝物试验的准确性,涉及病理干扰问题和技术操作,结果验证相对复杂,所以检验师应具备体系化的理论基础和充分的实践经验,以确保结果的可靠性。

第 11 章　肝病与血栓

门剑龙　刘　丽　任　静

正常的肝脏功能是维持人体止血平衡的核心,凝血、抗凝血和纤溶系统的蛋白质大多在肝脏合成,肝脏还具有很强的清除活化凝血因子和促进纤溶系统功能的能力。患肝脏疾病时,各系统间的平衡逐渐偏离了正常方向,表现矛盾又瞬息变化,如凝血因子和抗凝血因子同时减低,纤溶酶原合成减少但整体纤溶功能却表现亢进。在肝硬化、肝癌和急性肝炎患者身上,会同时有出血和血栓的风险。

肝病的出血风险

长期以来,人们一直确信,凝血时间延长是肝病患者出血风险的标志,而且肝病时的出血倾向本身就可以避免血栓形成。但后来的研究发现这种假设是错误的,肝病患者事实上处于一种脆弱的"止血再平衡"状态,与健康人相比,肝病患者的止血系统可波动范围非常窄,在各种病理因素和药物影响下,很容易诱发出血或血栓。

在肝硬化失代偿期,患者可有轻度出血倾向,常出现牙龈和鼻腔出血,皮肤黏膜有瘀斑、瘀点和新鲜出血点,女性常有月经过多。急性出血主要是胃底食管静脉破裂出血,患者多有呕血和黑便,这是肝硬化与肝癌的严重并发症和重要的死亡原因。

肝硬化失代偿期,造成出血的原因包括:

(1)脾大造成的脾功能亢进,使血小板大量扣留和破坏;

(2)肝脏不能正常合成凝血因子;

(3)原发性纤溶亢进造成纤维蛋白原减少。

此外,肝癌患者合并门静脉或肝静脉癌栓时,常因门静脉高压导致出血。肝癌组织坏死液化可造成结节破裂出血,使腹腔积液呈血性外观,严重者可致出血性休克或死亡。上消化道也可因胃肠道黏膜糜烂合并凝血功能障碍发生出血。

急性病毒性肝炎、药物中毒性肝炎、急性重型肝炎的患者较少发生出血现象。尽管这些患者几乎都有血小板数量减少和凝血时间延长,还可出现出血时间延长、血小板聚集功能减低甚至血小板超微结构的改变,但这些变化均不足以引发严重的临床出血,且可随肝功能的好转而逐渐恢复正常。

肝脏疾病的血栓风险

血栓预防对于某些肝病患者是必要的,慢性肝病时常见两种血栓类型,包括弥散性血管内凝血和门静脉血栓。近年来,医生们已经对肝病患者的血栓风险提高了警惕。

在肝硬化失代偿期,由于损伤的肝细胞释放促凝物质、活化的凝血因子因无法清除而蓄积、脾大引发血流瘀滞导致血小板激活、内毒素接触性活化凝血因子等原因,导致弥散性血管内凝血(disseminated intravascular coagulation, DIC)风险增加(往往是致命的)。

慢性肝病(如肝硬化)和肝癌患者(如邻近门静脉的恶性肿瘤)常发生门静脉血栓(portal vein thrombosis, PVT),腹腔内癌细胞不但可以直接侵袭或压迫门静脉系统,肿瘤生长引起的高凝状态也会促进门静脉血栓形成。此外,引发门静脉血栓的全身性因素多为炎症反应和骨髓增生性疾病,而遗传性易栓缺陷诱发的血栓形成亦常见到。

慢性门静脉血栓时,堵塞的门静脉段被新生的网状匐行血管取代,连接近端与远端门静脉系统,形成侧支循环,通常临床症状不明显。

急性门静脉血栓时,如门静脉系统(包括肠系膜静脉和脾静脉)发生急性完全性栓塞,患者多出现剧烈腹痛、腹胀、便血和休克,脾脏迅速肿大伴腹腔内积液快速增多。

对于门静脉血栓,应根据情况进行积极的抗凝治疗和(或)介入治疗。

肝窦阻塞综合征(sinusoidal obstruction syndrome, SOS),是指终末期肝静脉内膜下硬化继发血栓形成、静脉周围及肝窦纤维化,可伴有小叶中央肝细胞坏死,是造血干细胞移植前化疗的常见并发症。其他致病因素还包括长期使用免疫抑制剂等,临床表现变化较大,轻症患者可自愈,重症患者可在短时间内死亡。

布 - 加综合征(Budd-Chiari Syndrome, BCS),分为原发性和继发性,是指肝静脉流出道梗阻,使肝脏出现瘀血、出血、坏死、纤维化,导致窦后性门静脉高压(包括门静脉血栓形成)的一组临床综合征。

肝病的止血紊乱涉及各种原因导致的出血和血栓问题,既可单独出现,也可同时存在;既可存在于疾病的不同阶段,也可互为因果。对于这种肝病特有的止血紊乱现象,应通过对病理机制的深入分析,结合实验室和影像学检查进行整体风险评估。

肝病时的凝血系统

肝病时,肝脏合成维生素 K 依赖性凝血因子(Ⅱ、Ⅶ、Ⅸ和 Ⅹ)明显减少,其中因子Ⅶ 的半衰期短,先于因子Ⅱ 和Ⅹ降低。此外,因子Ⅴ 由于几乎全部由肝细胞合成,如进行性或严重降低,提示临床结局很差。在急性肝脏疾病时,纤维蛋白原浓度正常或增加,肝衰竭时显著减低。

极度混乱,是肝病时止血状态的最大特点,一方面是Ⅱ、Ⅴ、Ⅶ、Ⅸ、Ⅹ、Ⅺ等因子减少造成出血风险,另一方面是血浆Ⅷ因子和 vWF 浓度增高构成了血栓风险。纤维蛋白溶解系统本身也出现了矛盾性的变化,如纤溶酶原减少、纤溶抑制物减低和纤溶活性刺激物的蓄积,使止血平衡变得非常脆弱。

凝血酶原时间(prothrombin time, PT)与肝细胞的损害程度及临床结局密切相关。急性肝炎、肝硬化和肝癌时,肝细胞无法有效合成凝血因子,纤溶亢进,使 PT 显著延长,因此可以敏感反映肝病时蛋白合成紊乱和疾病趋势(PT 评价肝脏功能优于胆红素、谷丙转氨酶和白蛋白)。

应注意,PT 延长不能直接预测肝病患者是否有出血风险,也不能说明患者有自身抗凝效果或静脉血栓风险减低。

肝病时的抗凝血系统

抗凝血酶、蛋白 C 和蛋白 S 等多在肝脏合成,在急性肝炎、肝硬化和肝癌时,患者血浆抗凝血酶和蛋白 C 活性及水平均显著减低。在肝病早、中期,蛋白 S 是反映肝细胞损害的敏感指标,变化早于生化指标和常规止凝血试验,其中总蛋白 S 和游离蛋白 S 水平的减低可见于各个类型的肝脏疾病。

门静脉血栓患者血浆中蛋白 C 和蛋白 S 水平都明显降低,应考虑是肝脏合成功能障碍所致。如患者的一级亲属中也存在蛋白 C 或蛋白 S 缺乏症,则还要确认是否有遗传性缺陷的风险。

肝病时的纤维蛋白溶解系统

肝硬化失代偿期,纤溶系统的各种功能蛋白和酶类会出现矛盾性变化,维持纤溶系统正常运行的纤溶酶原激活物(t-PA)和纤溶酶原激活抑制物(PAI)比例失衡。由于肝脏清除能力变弱,t-PA 在血中持续蓄积,浓度增高,抑制纤溶的 α_2- 抗纤溶酶合成减少,最终血浆纤维蛋白原被过度溶解,出血风险开始增加。

可以用 D-二聚体、FDP 联合血栓弹力图来鉴别原发性纤溶亢进。

严重肝病时,如果纤溶系统功能被 t-PA 过度刺激,引起原发性纤溶亢进,纤维蛋白原会降低到非常危险的水平,可造成严重出血,血浆中纤维蛋白原降解产物(FDP)浓度显著增高。与之相对的是静脉血栓或 DIC 时,大量纤维蛋白形成,引起继发性纤溶亢进,血浆 D-二聚体浓度显著增高。因此,联合使用 D-二聚体、FDP 和血栓弹力图,能准确鉴别患者的纤溶亢进(及相关出血)是由原发性还是继发性的。

肝病时的血小板

导致肝病时血小板减少的原因主要包括脾大、血小板生成减少、免疫介导的血小板破坏增多和凝血酶介导的血小板消耗增加,如出现重度血小板减少,还应考虑肝炎病毒诱发再生障碍性贫血的可能性。

脾大是肝病患者血小板减少的核心原因。门静脉高压、毒性或炎性因素引起的单核吞噬细胞增生和纤维变性均可导致脾大,晚期脾大伴脾功能亢进会造成进行性血小板减少和功能受损。

血小板在脾脏滞留过多也是血小板减少的原因,肝硬化伴随充血性脾大时,大部分血小板被滞留于脾脏,使外周血中的血小板明显减少。

肝病时血小板寿命缩短,肝脏合成血小板生成素减少,如酒精性肝病时的叶酸摄入不足和代谢减低、酒精对骨髓中巨核细胞增生的直接毒性作用也可使血小板减少。部分慢性肝病患者的血小板数量正常或轻度减低,出血时间轻度或重度延长,且与血小板聚集功能异常有关。

肝病合并弥散性血管内凝血

肝病时发生 DIC 的机制非常复杂,不但受到肝脏本身功能异常的影响,脾功能亢进、内毒素血症对凝血因子和血小板的影响也非常显著。对肝病患者进行 DIC 诊断时,尤其强调结合临床表现和实验室检查进行综合分析和动态监测。

困扰医生的是,DIC 的实验室诊断标准中,每一项指标的变化在肝病时都可以有不同的解释,比如 FDP 增高既可能是继发性纤溶亢进,也可能是原发性纤溶亢进;纤维蛋白原减少既可能是降解过度,也可能是合成减少;血小板数量减少既可能是消耗增加,也可能因脾脏扣留所致,因此肝病合并 DIC 的实验室诊断标准也不同于其他疾病诱发的 DIC(表 11-1)。

表 11-1　肝病合并 DIC 的实验室诊断标准

	其他疾病导致的 DIC	肝病合并 DIC
血小板计数	<100 × 10⁹/L 或进行性下降	<50 × 10⁹/L 或进行性下降
血浆纤维蛋白原	<1.5g/L 或进行性下降或 >4g/L	<1.0g/L 或进行性下降
血浆 FDP 含量	>20 mg/L	>60mg/L
血浆 D- 二聚体含量	增高	增高
抗凝血酶活性	<60%	不适用
凝血酶原时间(PT)	缩短或延迟 3 秒以上	延迟 5 秒以上

编后:慢性肝病时,患者的凝血、抗凝血、纤溶、血管、血小板等系统功能紊乱,相互间的制约关系难以维持,疾病早期虽可勉强维持脆弱的"再平衡"状态,但非常容易在各种风险诱因作用下失衡。多种病理因素均可破坏肝病时脆弱的止血平衡,如内毒素血症可显著激活肝衰竭患者的凝血系统,不但可导致门静脉血栓形成和纤溶亢进,最终还可引发消化道出血。应明确的是,患者自身存在的原发性纤溶和低凝因素并不能阻止血栓的发生,比如肝硬化患者虽有凝血时间延长,但许多患者同时还有显著血栓风险,其原因是抑制凝血的因素也在减少。因此,对肝病患者进行抗凝治疗或者止血用药之前,须充分了解其整体止血状态,以保证治疗的安全性。

第 12 章　易栓症

任　静　李　杨　门剑龙

易栓症（thrombophilia）是指机体在遗传性、获得性（病理性、生理性或药物等）因素影响下，血液止凝血各系统间功能失衡，产生高凝状态或血栓形成倾向。易栓症患者常在合并风险因素或无明显诱因的情况下发生血栓事件，且复发率高，多数遗传性易栓症（inherited thrombophilia）患者终身存在血栓倾向，需长期进行风险评估和（或）药物预防。易栓症相关病因涉及抗凝血蛋白缺陷、凝血因子异常、纤溶蛋白异常和代谢异常等多个方面，主要导致静脉血栓栓塞，少数患者亦可发生动脉血栓栓塞。

概述

遗传性易栓症具有明显的种族差异。根据目前有限的资料，中国汉族人群主要遗传性易栓风险是抗凝血蛋白缺陷，如抗凝血酶缺陷、蛋白 C 缺陷和蛋白 S 缺陷，少数患者涉及凝血、纤溶等系统缺陷和遗传性代谢异常等。高加索人群中常见的易栓症遗传风险是 V 因子 Leiden 突变和凝血酶原 G20210A 基因突变，亦可见于我国有高加索血统的少数民族人群。由于遗传缺陷终身携带，许多患者需要持续采用预防措施，因此应通过临床初筛结合实验室检查明确诊断，定期评估血栓风险并有针对性地制订长期治疗和预防策略。

对于获得性易栓症患者，由于风险因素较多，形成机制不同，临床过程表现复杂且差异很大，因此应使用风险评估模型、评估量表联合实验室检查进行血栓危险度的动态评估，并结合病情不断调整抗栓治疗方案。

易栓症的类型

血栓形成通常是多因素的。除原发疾病外,患者的行为因素(如卧床、运动等)和个体特征(如肥胖、年龄、血型和基因缺陷)会在不同程度上影响血栓事件的发生方式,但总体而言,有遗传性易栓倾向的患者血栓风险更高。

静脉血栓是"基因—基因"和"基因—环境"相互作用引起的复杂疾病,许多血栓形成患者都不同程度上有基因水平的易感性变异。理论上讲,遗传物质在不同种族中是相对保守的,如遗传性易栓症的缺陷类型、发生频率以及与环境因素之间相互影响,在亚洲、欧洲和非洲不同人群的差异巨大。目前,多数遗传性易栓症是根据蛋白质表型缺陷进行分类,少数类型按照基因型进行分类;获得性易栓症,包括易栓因素和易栓疾病。临床上,不同类型易栓症都有相应的临床防治策略和临床结局,因此医生应根据本地域的人群特征进行分析,而不是机械性地使用国外指南和风险评估工具。

遗传性易栓症

1965 年,Olav Egeberg 发现了一个抗凝血酶缺乏的家族,其中部分家族成员发生了静脉血栓,随后遗传性"易栓症"的概念逐渐形成。

中国汉族人群中最常见的遗传性易栓风险,是抗凝血系统缺陷(包括基因相关的含量缺乏或功能失调),其中遗传性的蛋白 C(protein C, PC)、蛋白 S(protein S, PS)和抗凝血酶(antithrombin, AT)缺乏是发生率最高的遗传性缺陷,其他还有较少见的遗传缺陷类型涉及凝血、纤溶等系统缺陷和遗传性代谢异常等。欧洲人群(高加索人种)中常见的遗传风险是促凝血基因的多态性,如 V 因子 Leiden 突变(可导致对活化蛋白 C 抵抗)和凝血酶原 G20210A 基因突变,这两种基因缺陷亦可偶见于我国有高加索血统的少数民族人群。随着基因组技术的发展,近年来又发现了一些新的与静脉血栓相关的等位基因多态性和罕见突变(如 PROS1 p.Lys196Glu 变异可能仅发生于日本人群)。上述遗传缺陷对任何年龄段的人群都是独立的或潜在的血栓风险,由于遗传缺陷终身携带,许多患者需要定期评估血栓风险并有针对性地实施长期预防。

获得性易栓症

易栓因素,是指可能产生和加重血液促凝趋势和(或)血栓风险的各种病理生理因素,主要包括(但不限于):静脉血栓病史、血栓家族史、高龄、妊娠和产褥期、口服避孕药和激素替代治疗、抗心磷脂抗体和(或)狼疮抗凝物阳性、肥胖、手术及创伤、长时间制动、肿瘤治疗(沙利度胺、来那度胺)、甲状腺功能亢进、高同型半胱氨酸血症以及获得性抗凝血蛋白缺陷。

易栓疾病,是指病程发生发展过程造成止凝血各系统功能紊乱,导致血液处于血栓前状态或显著血栓风险的各类疾病,主要包括(但不限于):癌症、抗磷脂综合征、肾病综合征、重度感染和炎性肠病、慢性心力衰竭、肝素诱导的血小板减少症、骨髓增殖性疾病、慢性阻塞性肺疾病和阵发性睡眠性血红蛋白尿症。

易栓症的诊断

对于疑似遗传性易栓症患者,需要做病史和家族史的临床初筛,并对符合适应证的患者进行实验室检查,在检测结果提示存在遗传缺陷时,还应争取对病史阳性家族的一级亲属进行补充实验室检查。由于此类患者多数已发生血栓或复发,因此诊断易栓症的目的是通过求因选择适合的治疗方案,制订长期预防策略。

在考虑静脉血栓(风险)患者可能有遗传性缺陷之前,应详细分析患者是否存在获得性易栓疾病或易栓因素。如存在获得性风险,则需根据相应的血栓风险评分量表结合实验室检查做血栓危险度评估。需注意,不应常规性地对随机静脉血栓患者或有明显诱因的患者使用遗传性易栓症检测,因为这样并不能提高遗传缺陷的检出率,也无助于改善患者的治疗过程及临床结局。

由于遗传性易栓症患者既往多有血栓事件发生,因此一些特征性的病史,如青壮年发病(<50 岁)、少见栓塞部位(包括颅内静脉血栓、门静脉血栓、肠系膜静脉血栓、肾静脉等)、复发性病理妊娠(如习惯性流产、胎儿宫内发育迟缓、死胎以及妊娠期发生 ≥ 1 次的静脉血栓)、无明显诱因的特发性静脉血栓、服用华法林相关血栓、口服避孕药相关血栓等,往往提示可能有遗传性缺陷,同时家族史中父系或母系的受累家属数量(≥ 2)和发生特发性静脉血栓等也有助于筛选易栓症。

如患者处于血栓急性期,会造成抗凝血蛋白消耗减少,此时很难判断其原因是遗传性或获得性,应推迟至血栓事件 2 周之后检测或二次检测。如患者已经服用了抗凝药物,需注意肝素会降低抗凝血酶、华法林会显著降低蛋白 C 和蛋白 S。为了避免药物对实验结果的干扰,抗凝血酶活性检测在停用肝素至少 24 小时后进行,蛋白 C 和蛋白 S 检测在停用华法林至少 2~4 周,或 INR 已恢复正常(提示患者血浆中已无残留抗凝活性)后进行。许多患者既是血栓形成的急性期,又已经使用了抗凝药物,此时应推迟抗凝血蛋白检测至病情稳定后。

常见易栓症的类型

由于中国人群遗传性易栓症中抗凝血蛋白缺陷率最高,因此对疑似患者应首先检测抗凝血蛋白活性,以初步判断易栓症类型。如确认有抗凝血蛋白缺陷,在当地条件允许的条件下可进一步测定相关抗凝血蛋白的抗原含量,确定缺陷亚型(对临床治疗方案无影响)。如未发现抗凝血蛋白异常,应根据临床情况及相关止凝血试验数据逐步筛查其他遗传缺陷。对高加索血统的疑似患者,在必要时还可做 V 因子

Leiden 突变和凝血酶原 G20210A 基因突变的检测。

抗凝血酶缺陷

遗传性 AT 缺乏症分为两个类型,其中 I 型特征为 AT 抗原含量(AT：Ag)和 AT 蛋白功能平行下降;Ⅱ型特征为 AT：Ag 正常,但 AT 蛋白功能异常。根据蛋白功能异常的不同特点,Ⅱ型缺乏症又进一步分为 RS、HRS 和 PE 等三个亚型(表 12-1)。

表 12-1　遗传性抗凝血酶缺乏症分型

类型	凝血酶灭活活性	肝素结合活性	AT 抗原含量	交叉免疫电泳
I	↓	↓	↓	正常
Ⅱ-RS	↓	↓	正常	正常
Ⅱ-HRS	正常	↓	正常	异常
Ⅱ-PE	↓	↓	↓	异常

蛋白 C 缺陷

根据 PC 的功能和水平的异常特征,遗传性 PC 缺乏症可分为两个类型,其中 I 型的特征为血浆 PC 抗原含量(PC：Ag)与活性(PC：A)平行下降;Ⅱ型特征为 PC：Ag 正常,但 PC：A 异常。根据不同活性检测方法,Ⅱ型缺乏症又进一步分为Ⅱa 和Ⅱb 个亚型(表 12-2)。

表 12-2　遗传性蛋白 C 缺乏症分型

类型	PC：Ag	PC：A	
		凝固法	发色底物法
I	↓	↓	↓
Ⅱa	正常	↓	正常
Ⅱb	正常	↓	↓

蛋白 S 缺陷

遗传性 PS 缺乏症的病因是由游离型 PS(free protein S，FPS)抗原含量和活性降低所致。根据血浆中总 PS 含量（ TPS：Ag ）、FPS 含量（ FPS：Ag ）和活性（ FPS：A ）的不同异常特征，本症可分为三个类型（ 表 12-3 ）。

表 12-3　遗传性蛋白 S 缺乏症分型（ Bertina 分型 ）

类型	PS 含量		FPS：A
	TPS：Ag	FPS：Ag	
I	↓	↓	↓
II	正常	正常	↓
III	正常	↓	↓

编后：除常见的抗凝血缺陷外，中国人群还可见到的高频易栓缺陷包括（ 但不仅限于 ）：蛋白 C 基因缺陷（ rs146922325、rs199469469 ）、因子 XI 基 因 缺 陷（ rs2289252、rs2036914 ）、异 常 纤 维 蛋 白 原 血 症（ rs2066865 ）、纤溶酶原活化抑制物 −1 基因突变（ rs1799762 ）、同型半胱氨酸血症（ rs1801133 ）、纤溶酶原缺陷、组织型纤溶酶原缺陷症、凝血酶调节蛋白 THBD 基因突变（ rs16984852 ）或血红蛋白病（ HbS、HbS 和 HbE ）等。

尽管静脉血栓栓塞症（ VTE ）被认知为多基因遗传性疾病，但基因组与环境之间的相互影响尚不清晰，遗传学仅可解释一部分 VTE 患者的发病诱因和机制。此外，*CYP2C9*、*VKORC*1、*MIR*133 和 *CYP3A4* 等药物代谢相关基因的单核苷酸多态性（ single nucleotide polymorphisms，SNP ）也是医生在评估个体化抗凝治疗时常需考虑的因素。

第 13 章　沉默杀手

门剑龙　翟振国　任　静

静脉血栓栓塞，一个"凶残"的沉默杀手，可以使人丧失劳动能力、残疾甚至死亡。大多数患者直到发病前都没有任何症状，甚至在发病初期也容易被患者忽视或被医生漏诊。在我们熟知的各种病症中，几乎没有哪种疾病像静脉血栓这样，病因如此繁多，又隐匿深藏，就像雨后隐藏在山地林间的涓涓溪水，一旦汇集，即成浊流滚滚。

静脉血栓？没有特点！

静脉血栓栓塞症（venous thromboembolism，VTE），包括：

（1）深静脉血栓形成；

（2）肺血栓栓塞症。

我们现在都知道，上述这两种疾病其实是同一种疾病在不同阶段、不同部位的两种表现形式。大多数的肺部血栓来源于下肢静脉血管的脱落栓子，经下腔静脉向上移动到右心房、右心室，最后堵塞肺动脉。急性的肺血栓栓塞症是导致住院患者意外死亡的重要原因，也是临床医生面临的严峻挑战。

静脉血栓形成（venous thrombosis）是指红细胞、白细胞、血小板和纤维蛋白在静脉血管内形成凝块，导致血管阻塞而产生的疾病（见第 2 章）。

与动脉血管不同，静脉血管的管腔直径较大，血流速度慢，血流压力远低于动脉压，这种环境不易激活血小板，却易激活凝血因子，产生高凝状态。

有很多风险因素可诱发静脉血栓，如遗传性的抗凝血蛋白缺陷

（人体保护机制丧失）、伴随癌症发生的高凝状态（与疾病发展和恶化有关）、长期制动引起的血流瘀滞（重要的血栓驱动原因）、血管损伤（血栓形成的物质基础）。

于 2018 年发布的《肺血栓栓塞症诊治与预防指南》将常见的导致静脉血栓的危险因素分为遗传性和获得性两种。

可导致静脉血栓的遗传性危险包括抗凝血酶缺乏、蛋白 S 缺乏、蛋白 C 缺乏、纤溶酶原缺乏、纤溶酶原激活物抑制物过量等，还有蛋白 C、纤溶抑制物、遗传性胱氨酸代谢异常等基因位点的突变；欧洲高加索人种的常见突变有 V 因子 Leiden 突变和凝血酶原 20210A 基因突变。

上述这些遗传性的易栓因素对任何年龄段的人群（包括青少年）都是非常危险的。

更多见的是获得性风险，包括以下几方面。

（1）使血液处于高凝状态的：高龄、恶性肿瘤、抗磷脂综合征、口服避孕药、妊娠／产褥期、静脉血栓个人史／家族史、肥胖、炎症性肠病、肝素诱导的血小板减少症、肾病综合征、真性红细胞增多症、巨球蛋白血症、植入人工假体等。

（2）造成血管内皮损伤的：全膝关节／全髋关节置换等手术、髋部骨折／脊髓损伤等创伤、中央静脉置管或起搏器、吸烟、高同型半胱氨酸血症、肿瘤化疗等。

（3）使静脉血流瘀滞、流动缓慢的：瘫痪、长途航空或乘车旅行、急性内科疾病住院、居家养老护理等。

可以看出，引起静脉血栓风险的原因有很多，其中许多危险因素在生活中会经常遇到，似乎并不可怕，但一朝机缘巧合，风险叠加，就很可能瞬间产生真正的麻烦（尤其是老年人、有全身性疾病的患者和有遗传缺陷的人）。

风险因素多、表现隐匿，"没有特点"是静脉血栓的最大特点。

所以，对于静脉血栓不仅要关注治疗，更重要的是让人们（包括医生）了解这个疾病，增强防范意识，掌握预防的方法，针对危险因素进行主动干预,才能有效降低静脉血栓的发生风险。

深静脉血栓形成

20 世纪前叶,一些医生发现充分水化治疗、抬高下肢、手术后及早运动可改善腿部血液循环,但很遗憾,这种简易有效的预防血栓方式直到 40 年后才引起人们的重视。

深静脉血栓形成(deep venous thrombosis, DVT)是危害人类健康的常见血管疾病,系指血液在深静脉(多见于腿部或骨盆深静脉)内发生异常凝固,形成血栓,使深部静脉血管出现堵塞(图 13-1)。

根据静脉血栓在腿部堵塞位置的不同,有三种常见类型,患者的症状和后果也有明显区别。

最轻微的下肢血栓是"周围型"(远端),主要在小腿肌肉静脉丛出现血栓,常被称为"肌间隙血栓",多见于手术后的患者,尤其是老年患者。由于病变范围小,炎症反应程度轻,临床症状并不明显,非常容易被忽略(甚至有些医生认为不需治疗)。但后来的临床研究发现,这种血栓虽然轻微,却有可能沿着血管向上蔓延,最终形成大血栓,因此应进行积极抗栓治疗。

起病急骤的下肢血栓往往是"中央型"(近端),常见于左侧髂股静脉(也可见双下肢),患者会感到局部疼痛、压痛,伴有发烧,腿部肿胀明显,浅静脉扩张,在股三角区可扪及股静脉充满血栓的条索状物。如治疗不力,血栓可继续蔓延,侵犯下腔静脉,此时去按摩或压迫腿部疼痛区是非常危险的(绝对禁忌),因为外力作用可使血栓脱落,顺血流进入下腔静脉,进而引发肺动脉栓塞。

腿疼,千万别胡乱揉压,很可能出人命。

无论是"周围型"血栓的向上蔓延,还是"中央型"血栓向下扩散,只要血栓完全占据和堵塞了整条腿部深静脉,都称为"混合型",临床表现更为严重。

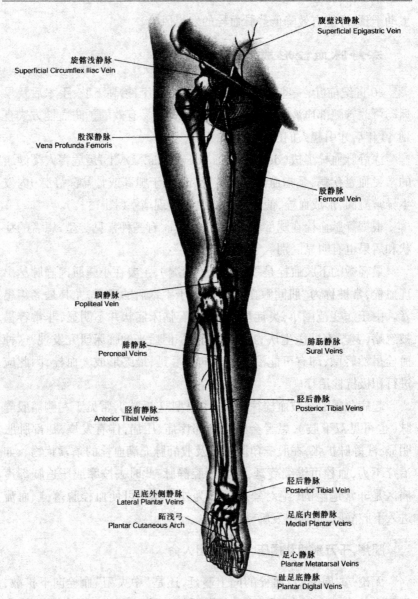

腹壁浅静脉
Superficial Epigastric Vein

旋髂浅静脉
Superficial Circumflex Iliac Vein

股深静脉
Vena Profunda Femoris

股静脉
Femoral Vein

腘静脉
Popliteal Vein

腓肠静脉
Sural Veins

腓静脉
Peroneal Veins

胫后静脉
Posterior Tibial Veins

胫前静脉
Anterior Tibial Veins

胫后静脉
Posterior Tibial Vein

足底外侧静脉
Lateral Plantar Veins

足底内侧静脉
Medial Plantar Veins

跖浅弓
Plantar Cutaneous Arch

足心静脉
Plantar Metatarsal Veins

趾足底静脉
Plantar Digital Veins

图 13-1　下肢深静脉系统示意图。

（图片源自：Renan Uflacker 编著；陶晓峰等译. 血管解剖学图谱—血管造影方法（第二版）. 天津科技翻译出版公司，2009.）

需注意的是,如果是"周围型"血栓的扩张,最初的症状很轻微,直到血栓蔓延髂股静脉才出现严重的症状,患者会发生动脉强烈痉挛、剧烈疼痛,腿部明显肿胀,皮肤发亮呈紫绀色、水疱,称为"股青肿"。此类患者腿部皮肤温度明显降低,足背和胫后动脉搏动消失,全身反应明显,体温常达 39℃以上,可发生休克及腿部静脉性坏疽。

在下肢深静脉血栓的急性期内,静脉内血栓栓子可能脱落,导致肺栓塞(致死性或非致死性)。一部分患者的血栓体积较小,在纤溶系统的溶解作用下可部分溶解。

没有被溶解的血栓,在慢性期逐渐与静脉内膜粘连,血栓发生收缩,内部形成新生血管,血栓逐渐机化,静脉血管可出现部分或完全再通,血栓再通现象最早可在急性血栓发生后 7 天被观察到。在血栓发生最初的 3 个月内,血栓体积减小程度最明显,整个血管再通过程也可能以较慢的速度持续数月至数年,有些患者的血栓会完全消失。需注意,即使症状很轻微的下肢静脉血栓仍需要积极治疗。

血栓复发是另一种影响患者预后的自然病程,接受正规抗凝治疗的患者,复发率仅为 5% 左右;患者如果没有经过规范化抗凝治疗或者治疗时间太短,血栓复发的风险很高,在血栓发生后的 3 个月内,接近半数可能有血栓复发,小腿静脉血栓可能会蔓延到近端,而且症状和组织损伤更严重。

肺栓塞

判断任何事物,不能过于自信,
犹如有人不等麦子成熟,
就在麦田里估计长多少麦穗一样;
因为我见过玫瑰树,整个冬天
满身荆棘,坚硬而不许人触碰,
后来却开出朵朵诱人的鲜花;
我以前也看见过一条船在大海上

笔直而迅速地驶完了全部航程，

正在进入港口时却终于覆没。

褒泰老太太和马丁老先生若见到

一个人偷窃，另一个人献祭，

别就此认为在这两人身上看到了天意；

因为前者也许会上进，后者也许会堕落。

这是节选自意大利诗人但丁《神曲·天堂篇》第十三歌"阿奎那的谈话配上天乐"中的一段文字，想想肺栓塞，竟如此契合。

医生们不能肯定，哪个患者一定会发生肺栓塞，因为在血栓驱动风险比比皆是的大背景下，没有人是安全的，生存还是死亡，更多的是看"人为"。

在过去的几十年中，有多少人死于肺栓塞，谁也不知道。

什么是肺栓塞？

肺栓塞（pulmonary embolism，PE），是各种栓子阻塞肺动脉或其分支，引起肺循环障碍的一组疾病或临床综合征，包括肺血栓栓塞症、脂肪栓塞综合征、羊水栓塞、肿瘤栓塞、细菌栓塞和空气栓塞等。

肺血栓栓塞症（pulmonary thromboembolism，PTE），是来自静脉系统（尤其是腿部）或右心的血栓团块阻塞了肺动脉或其分支，患者最主要的表现是呼吸功能障碍（可在短时间内死亡），通常临床所说的肺栓塞主要是指肺血栓栓塞症。

造成肺栓塞的栓子主要来源于腿部静脉血栓，由于二者在发病机制上存在相互关联，是同一疾病病程中的两个不同阶段，因此肺栓塞与静脉血栓的风险因素几乎一样，而且风险因素越多，肺栓塞的可能性越大。

肺栓塞是下肢深静脉血栓的严重并发症。

肺栓塞的临床表现轻重不一，症状缺乏特异性，轻者无症状，重者可猝死。在住院患者中,肺栓塞是意外死亡的主要原因。对于同时有多个危险因素的患者,医生需要有很强的风险意识和诊断意识,迅速启动评估和诊断流程(与死神争夺时间)。对于肺栓塞患者的治疗,必须是及时、规范和充分的,目的是最大程度上消除血栓,预防梗塞区扩大,避免血栓复发,减轻血栓后综合征。

对于曾经发生过肺栓塞的患者,需采取必要的预防措施防止复发,因为一旦复发,常常是致死性的,临床治疗难度很大。

严重肺栓塞后还会发生什么?

肺梗死(pulmonary infarction, PI),是肺动脉发生栓塞后,堵塞区域长时间血流受阻或中断,肺组织发生坏死。事实上,多数肺栓塞不一定会导致肺梗死,而肺梗死也不一定都由肺栓塞引起。

慢性血栓栓塞性肺动脉高压(chronic thromboembolic pulmonary hypertension, CTEPH),是指一次或反复发生血栓栓塞后,血栓栓子机化,破坏血管壁结构,使肺动脉管腔狭窄甚至闭塞,长期不能缓解(常见于血栓负荷大、特发性血栓的患者,栓子 3 个月内未完全溶解)。

随着时间延长,肺血管阻力逐渐增加,肺动脉压力进行性增高,最终造成右心室肥厚和右心衰竭(这种疾病使人丧失劳动能力,几乎等同于残疾)。

如未得到有效治疗,许多人会缓慢而痛苦地死去。

静脉血栓的预防理念

在生活中,静脉血栓风险普遍存在,许多人最早是从“经济舱综合征”(也被称为“旅行者栓塞”)开始认识静脉血栓的,后来慢慢知道久坐不动和长期卧床也会引起血栓。但面对现实世界中的血栓风险,这些粗浅的认知远远不够。由于普及宣教力度不足,直至目前,静脉血栓的巨大危险性仍没有被社会公众充分了解,更遑论有效预防。

最新数据显示,2007 年至 2016 年间,随着诊断能力的增强,国内大型医疗机构的 VTE 住院率增加了 5 倍以上,医院内相关病死率并不低于欧美国家,但院内血栓高危患者规范预防率较低,因此如何降低VTE发生率和死亡率,是医院管理者和临床医生面临的严峻挑战。VTE的最大特点是"没有特点",风险因素繁多,大部分患者病程隐匿,直到发病前仍无明显症状,甚至在发病初期也常因症状不典型而漏诊。同时,由于原发病、手术、高龄、卧床、肥胖、药物代谢以及各种合并症(甚至包括遗传缺陷)等许多因素可叠加出现,患者个体化差异极大,也使VTE的防治变得非常复杂。近年来,随着医院内VTE防控体系工作的推进,构建规范化的风险评估流程已经成为落实静脉血栓预防工作的重要前提。

由于静脉血栓的诱因繁多,过程隐匿,疾病初始阶段缺乏明显症状和体征,临床上难以捕捉其早期发病征兆,因此建立起有效、广覆盖的风险评估和预警体系,对中、高风险患者实施及时干预,是降低静脉血栓发生率、避免住院患者意外死亡的关键。总是有些人认为静脉血栓只是偶然现象,发生了只是运气不好,这种无来由的乐观不仅仅是盲目自信和无知,更是傲慢,这种傲慢影响了医生的判断,让医生看不到危险,对患者而言无疑是灾难性的。

如何预防静脉血栓? 需要了解一些常识:①动起来,总是躺在床上、通宵玩麻将、一个姿态长时间不动都是静脉血栓风险因素;②服用药物要谨慎,特别是避孕药、雌激素;③适度运动必不可少;④发现腿部肿胀和疼痛,马上就医,千万不可延误;⑤遵医嘱用药;⑥住院患者尽可能下床运动;⑦做踝泵运动;⑧必要时使用物理预防手段,比如穿弹力袜。

静脉血栓主要有四种预防方式:

(1)基础预防。养成良好的生活习惯,比如控制体重,避免肥胖臃肿的身体增加器官血液灌注的负担;多饮水,养成良好的饮食习惯;避免吸烟给肺部带来持续的组织损害。

(2)物理预防。通过仪器和各种辅助工具,以物理外力缓解病痛程度,预防静脉血栓的形成。如久坐且容易形成静脉曲张的人群,可使用医用梯度弹力袜,加速静脉血液回流。医用梯度弹力袜能够有效预防因长期站立、坐姿而引发的静脉曲张、静脉血栓、肺栓塞等疾病。交警、司机、教师、护士、理发师、旅行者等需长时间站立、行走、坐姿工作的人群,需经常穿着医用梯度弹力袜,预防高发性职业病(特别是静脉曲张)。对于住院患者,可以使用间歇式气动压力系统,通过梯度压力促进静脉血液回流,清除静脉瓣后血液,减少血液淤积。此外,通过间歇充气加压,模拟人类行走时的肌肉压力,促进血管内纤维蛋白溶解。

(3)药物预防。使用口服抗凝药物或注射抗凝药物进行血栓预防(具体使用类型和剂量需遵医嘱)。抗凝药物是各类凝血途径阻断剂的总称,其作用机制是通过降低凝血因子水平或拮抗活化的凝血因子以缓解高凝状态,降低血栓负荷。根据给药方式,抗凝药物可分为口服和胃肠外两类,口服抗凝药包括华法林和非维生素 K 拮抗口服抗凝药,胃肠外抗凝药包括普通肝素、低分子肝素、磺达肝癸钠、比伐芦定和阿加曲班等。

(4)物理联合药物预防。对于高危风险患者,可将物理预防措施与抗凝药物有机结合起来,以达到更合理有效的预防效果。

编后:本章节所述及的是静脉血栓。事实上,无论何种类型血栓,其主要成分都非常接近,即血小板和纤维蛋白。在纤维蛋白网络结构内包含白细胞和红细胞,其主要区别在于血栓形成部位不同,导致形成机制巨大差异,从而使得血栓栓子内部的血小板和纤维蛋白含量比例明显不同。

根据血栓形成的部位,临床常见血栓类型包括动脉血栓、静脉血栓、心腔内血栓和微血管血栓,由于发生机制和疾病过程的差异,不同类型血栓在风险诱因、病理机制、疾病过程和治疗原则方面存在显著差异。我们所说的静脉血栓是以凝血活化为主,因此临床进行药物预防和治疗时,主要采用抗凝药物。

如果根据血栓成分进行分类,血栓类型可分为血小板血栓(常见于微血管）、白色血栓（多见于动脉附壁血栓）、红色血栓（多见于血流淤滞的静脉血管）、混合血栓（多见于动脉粥样斑块破裂后）、微血栓（多见于弥散性血管内凝血、急性呼吸窘迫综合征、突发性聋和视网膜中央动脉闭塞）和感染性血栓，在癌细胞血路转移时亦可见包含肿瘤细胞的瘤栓。

随着人类预期寿命延长，血栓性疾病已成为 21 世纪威胁公众健康的主要社会问题。静脉血栓成因高度复杂，获得性风险与遗传易感性多维交织，表现为血管内皮细胞、血小板、凝血、抗凝血、纤溶等系统间功能失衡，凝血紊乱与疾病发展相互促进，不但是病情加重的驱动因素，也是导致不良临床结局的病理基础。19 世纪的德国病理学家 Virchow 提出"血栓形成三要素"的概念，将导致血栓形成的各种风险因素大致分为三类，包括血流紊乱、血管壁损伤和血液成分异常。历经百余年的临床实践，血栓形成三要素仍适用于临床对各类型血栓疾病的机制分析和风险评估。不同类型血栓性疾病的病理机制差异巨大，临床表现多样化，治疗效果个体差异显著，因此应积极构建规范化预防流程，以有效识别血栓风险个体，探索病理机制，优化干预模式，切实降低血栓发生率，提高预防的安全性和有效性。

第14章 下肢发生血栓

杨 涛

下肢深静脉血栓形成,是指血液在腿的深部静脉发生不正常凝集(出现血栓凝块),使静脉血液回流受阻,进而引起的一系列临床病理改变。下肢发生静脉血栓后,会造成严重的并发症,影响健康,降低生活质量,甚至危及生命。

万幸的是,虽然有很多易栓因素可能导致腿部静脉发生血栓,但其中大多数风险因素可防可控,而且简单易行,因此通过预防来降低血栓风险是真正的安全之道。同时,随着医生们对静脉血栓的深入认识和影像学技术的发展,下肢深静脉血栓可被及时发现,使许多患者得以避免肺栓塞的致命威胁。

下肢静脉血栓造成的主要危害

下肢深静脉血栓能引起短期及长期的危害,降低患者的生活质量,失去劳动能力。腿部形成血栓后,如未能及时处理,血栓不但会蔓延生长,甚至会脱落(进入肺动脉者可致命),因此血栓无论大小,均应高度重视,积极治疗。

在日常生活中,"下肢深静脉血栓形成"是一个生僻的名词,多数人并不知道腿部突然出现肿胀时应如何处理,往往因没有及时看医生而延误治疗时机。

若下肢深静脉血栓发展迅速,造成血流供应不足,腿部肿胀可在数小时内达到最高程度,表现为全下肢的肿胀、皮肤苍白及皮下毛细血管网状扩张,称为"股白肿"(一种类似溃烂的颜色)。股白肿若治疗不及时,病情进一步恶化,会出现皮肤紧绷发亮、呈青紫,皮肤温度降低,动脉搏动明显减弱或消失,称为"股青肿"(一种散发着死亡气息的颜色),患者常有全身炎性反应,体温增高,晚期发生静脉性坏疽,严重者需要截肢。

发生静脉血栓的患者如没有进行规范治疗,血栓长时间占据静脉管腔,会出现腿部的反复肿胀、瘙痒、浅静脉曲张、皮肤颜色加深、破溃等表现,即"血栓后综合征",俗称"老烂腿",严重影响患者生活质量(图 14-1)。

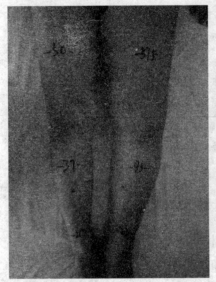 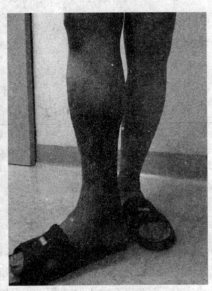

左下肢静脉有血栓形成　　　　　血栓后综合征(俗称"老烂腿")

图 14-1　下肢静脉血栓形成患者的腿部特征。

从腿部深静脉脱落的血栓凝块(栓子)是导致肺动脉栓塞的主要原因,栓子经下腔静脉游走至右心房、右心室,最后堵塞肺动脉,会阻断肺部血流,可引发全身循环障碍、猝死等严重后果。

肺血栓栓塞症,是下肢深静脉血栓形成的最危急的并发症。

所以,下肢突发肿胀,在未确诊时,应尽量避免腿部活动,防止腿部的栓子在活动中脱落(这也是许多住院患者在医院内发生猝死的原因)。

下肢深静脉血栓的预防

健康生活方式对预防血栓很重要,严格戒烟、均衡饮食、多饮水和防止血液黏稠(大量出汗也是风险),是中老年人降低血栓风险的基本条件,另外要注意避免一些可能增加下肢血栓风险的动作,比如盘腿、跷二郎腿(任何造成腿部血流瘀滞、血流缓慢的姿态都是不安全的)。

对于久坐不动的人,动起来很重要,坐办公室和长途旅行的人,应经常走动或变换双腿姿势,促进静脉回流。一些非常简单的动作就可以使腿部肌肉收缩,压迫血液向心脏流动,比如提脚腕、勾脚趾、按摩小腿、进行腿部的适当运动。小腿肌群被称为人体的"第二心脏",对于行走不方便的人群可做"踝泵运动",使小腿肌肉收缩,促进下肢静脉血液回流。只要避免静脉血液长时间滞留于腿部,就能最大程度降低血栓风险。

手术后的患者非常容易发生静脉血栓。

骨科大手术后、下肢骨折术后、剖宫产术后、外科术后(普通外科、泌尿外科、妇科)、癌症、长期卧床患者,应警惕下肢深静脉血栓形成(如突然发生的单侧或双侧下肢肿胀)。

对于血栓的高危患者,在充分评估出血风险后,应该预防性使用抗凝药物。常用的药物包括普通肝素、低分子肝素、华法林、利伐沙班或达比加群酯。当患者不适合使用抗凝药物预防时,可以采用物理预防,人为增加腿部的压力梯度促进静脉回流(自下而上,压力递减),如使用医用等级弹力袜、空气压力循环泵、足底压力泵。

下肢深静脉血栓的识别和诊断

下肢深静脉血栓形成最典型的临床表现为患肢的肿胀、疼痛(以胀痛为主,站立时可加重)、皮色泛红和皮肤温度升高,但也有一些血栓患者无典型症状,因此即使仅有下肢憋胀、隐痛等不适时,也应及时就诊。

　　生活中,若出现下肢憋胀、疼痛、单侧肢体肿胀时,腿部静脉血管有可能已经形成血栓,应引起高度关注,此时应及时到正规医院就医(最安全的选择),千万不可推拿、按摩、拔火罐(因为一旦使血栓栓子脱落,会造成极其严重后果)。

　　医生结合症状、体征及临床表现,对疑诊发生下肢深静脉血栓的患者进行相关检查、化验,以明确诊断。通过下肢静脉血管超声检查(图14-2)、化验检查(血常规、凝血功能、D-二聚体)寻找诊断依据。

　　发生下肢血栓的患者往往有多种易栓因素,医生在确诊血栓后,应

图14-2　下肢静脉血管超声显示血栓形成。

结合患者的实际情况,进行病因筛查,进一步探寻患者潜在的易栓因素(疾病的求因)。对于年轻患者、平时身体健康的老年患者,尤其应关注隐匿性肿瘤、遗传性血栓疾病,目的是了解发生血栓的原因,指导治疗和预防,降低静脉血栓的复发率。

下肢深静脉血栓的治疗

抗凝治疗,是下肢深静脉血栓的常规治疗方法,是抗血栓治疗的基础,在应用抗凝药物时,应做到"评估、尽早、及时、足量、监测",用药前应熟悉各类抗凝药物的适应证,结合不同患者个体化特点,选择合理的抗凝药物。

静脉血栓的抗凝治疗周期比较长,主要根据自身情况而定,疗程短则 3 个月(此类患者仅有短期且可控的易栓因素),长则可达数年(此类患者有持续性易栓因素),甚至有些患者需长期服药(如癌症、遗传性易栓症)。许多患者没有听从医嘱,自行停药,最后使血栓复发,这是非常不明智的。

与抗凝治疗相比,溶栓治疗对于急性期血栓(<14 天)疗效明显,可在短期内达到"血管内减容"的目的,溶栓方法包括"全身系统溶栓"及"导管接触性溶栓",常用的药物包括纤溶酶、尿激酶。

溶栓、抗凝治疗期间最严重的并发症是出血,应严格监测患者的临床表现、血常规、凝血功能。溶栓药物使用后, D-二聚体明显升高,提示溶栓有效,当纤维蛋白原 <1.5g/L 时,溶栓药物应减量,当纤维蛋白原 <1g/L 时(此时出血风险明显增加),应停止使用溶栓药物。溶栓药物的剂量及时间应结合患者的实际情况调整使用,一般溶栓治疗不超过 7 天。

此外,医生还可通过手术干预以达到血管畅通的目的,主要使用介入溶栓 / 置管溶栓、血栓抽吸、手术取栓等方法。通过介入治疗,使溶栓药物直接与血栓接触,促进血栓"溶解",是大血管(膝关节以上)常用的手术治疗方法。此外,随着介入技术及器械的不断更新,局部短时间溶栓配合 AngioJet 血栓抽吸,也在临床上得到大范围应用,可降低长时间溶栓导致的并发症和血栓形成后的远期并发症,大大减轻了患者的痛苦。随着腔内技术的不断进步,手术取栓在临床上的应用逐渐减少。

下肢深静脉血栓后综合征的治疗

下肢深静脉血栓后综合征,是指在深静脉血栓形成后期,"血栓机化",导致静脉瓣膜功能破坏,患肢出现的一系列并发症。这些患者表现有肢体肿胀、浅静脉曲张、小腿皮肤色素沉着、湿疹和溃疡等(经常见到一些没有接受正规治疗的患者出现"老烂腿")。下肢深静脉血栓后综合征的发生率为 25%~75%,其中有明显临床症状者为 5%~10%。

压力治疗和间断抬高患肢,是血栓后综合征的基础治疗,可改善患者的不适症状,并延缓病情进展。对于压力治疗不明显的患者,加用静脉活血类药物(如迈之灵、马栗种子提取物)可改善症状。

对于中、重度的患者,通过手术重建下肢深静脉或修复已损坏的静脉瓣膜,可恢复下肢静脉正常血流。对于足靴区静脉性溃疡者,如深静脉未完全再通,可行大隐静脉高位结扎、小腿浅静脉剥脱和交通支结扎术,以促进溃疡的愈合。

近年来,下肢深静脉血栓后综合征的腔内介入治疗技术也得到快速发展,病变血管通过行球囊扩张和支架植入,达到恢复血流的目的,创伤小、操作简便,更符合人体正常的解剖和生理特征。支架置入术后也应口服抗栓药物和进行压力治疗,降低支架置入术后再狭窄的发生率。

髂股段静脉血栓后综合征支架置入术后,应规律口服抗栓药物(根据患者情况口服抗凝药物及阿司匹林),同时进行压力治疗,这对提高支架远期通畅率非常关键。

长期随访,对于下肢血栓的患者非常重要,要尽早建立患者档案,根据患者病情变化及时调整治疗方案,若出现的早期血栓后综合征症状时,应及时干预,降低其带来的远期危害。

　　编后:下肢静脉血栓对于每个成年人都是现实的风险,由于疾病过程隐匿,后果严重,所以无论是健康人或者患者,主动预防都是关键。对于腿部发生静脉血栓的患者,治疗的核心是至少 3~6 个月的充分抗凝。对老年患者进行治疗时,应更为注意出血风险。

第 15 章　关于肺栓塞的常识

谢万木　万　钧　翟振国

肺栓塞很常见，是肺动脉被血栓堵塞引起的疾病。许多肺栓塞患者即使病情很重，在晕厥或猝死之前可能仍没有明显症状。如怀疑有肺栓塞时，医生根据患者的危险因素、临床表现进行初步判断，并通过验血、心脏彩超、下肢静脉血管超声等检查来寻找诊断依据。CT肺动脉造影检查是确诊的手段之一，也是目前临床应用最为广泛的确诊肺栓塞的方法。肺栓塞的抗凝治疗周期比较长，随患者自身情况而定，主要取决于可能再次发生肺栓塞的风险，疗程短则 3 个月，长则可达数年，有些患者甚至需长期服药或终身抗凝治疗。

什么是肺栓塞

人的每一个器官都可能会发生血栓，人们对"心肌梗死""脑梗死"并不陌生，但对另一种很常见的血栓性疾病——"肺栓塞"却知之甚少。实际上，肺栓塞也是引起猝死的重要原因，而且还是一个隐形杀手。

与心梗和脑梗类似，肺栓塞很常见，是肺动脉被血栓堵塞引起的疾病，之所以不被多数人了解，是因为肺栓塞的临床表现复杂多样，症状往往不典型，容易被患者忽略和耐受。冠心病患者发生心梗时，一般会出现难以忍受的胸痛或胸闷，脑梗患者发病前多出现语言不清、行动障碍甚至偏瘫，而许多肺栓塞患者即使病情很重，在晕厥或猝死之前可能仍没有明显症状，即使发生了晕厥甚至猝死，人们首先想到的也不是肺栓塞。

肺是一个不会哭的孩子。

肺栓塞是一种急症,其危险性取决于血栓堵塞肺血管的程度(图15-1)。如果血栓堵塞了肺动脉主干或同时堵塞双侧肺动脉,患者会发生晕厥、血压下降、休克甚至猝死。如果血栓只是部分堵塞了肺动脉,或堵塞肺动脉的分支,患者会出现不同程度的缺氧,表现为活动后呼吸困难,甚至有些患者在不活动时没有明显症状。

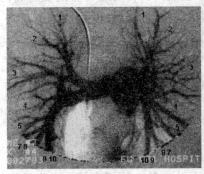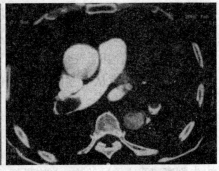

正常的肺动脉造影　　　　　　　　CT 肺动脉造影(右肺动脉内血栓)

图 15-1　肺栓塞的影像学检查。

多数情况下,堵塞肺动脉的血栓来自下肢深静脉,偶尔也可来自身体其他部位的静脉(如上肢静脉和盆腔静脉),这种静脉血栓栓子与血管壁的结合往往不牢固,一旦脱落,栓子顺血流循环方向漂移,经过下腔静脉流入右心房、右心室,最后进入肺动脉,堵塞肺动脉或分支,导致肺栓塞。肺动脉的分支就像一棵树,由肺动脉主干分出许多分支,越分越细,直至毛细血管。正常情况下,毛细血管的内径非常小,因此流经肺动脉的各种大小栓子必然会被肺动脉分支阻拦,导致肺栓塞发生。

"血栓三要素"中的几乎所有危险要素都是肺栓塞患者的风险,如血管损伤或异常(外伤、手术、血管硬化或静脉曲张等)、血流缓慢或瘀滞(如长时间卧床或久坐不动、骨折后活动减少和房颤等)和血液处于高凝状态(包括生理性、病理性和药物性)。有些老年人同时可合并多种血栓风险要素,最常见的有活动少、长时间坐着打麻将或打扑克、长途旅行中坐姿不动,都是造成肺栓塞的重要风险。

肺栓塞的常见症状

肺栓塞最常见的症状是气短,尤其是活动后气短。所谓气短,就是气不够用的感觉。由于语言习惯不同的原因,有的患者可能描述为"憋气""呼吸困难""喘",也有患者形容为"累"。有的患者会出现胸痛,胸痛既可以很轻微,也可以非常剧烈;有时候深吸气、咳嗽或体位变化时疼痛会加剧,可出现痰中带血,但咯血量不多。少数患者会突然晕厥,其中一些患者甚至在晕厥发生前表现得非常健康,无任何不适的感觉。还有少数患者从未感觉不适,在偶然检查时发现曾发生肺栓塞。

肺栓塞的诊断和治疗

医生怀疑患者有肺栓塞时,会根据患者的危险因素、临床表现进行初步判断,同时通过验血、心脏彩超、下肢静脉血管超声等检查来寻找诊断依据。CT肺动脉造影检查是确诊肺栓塞的主要手段,也是目前临床应用最广泛的方法。如果患者不适合做此项检查,也可做一些其他检查,如肺通气/灌注扫描、肺动脉增强核磁来明确诊断。

抗凝是治疗肺栓塞的基本方法,抗凝治疗的原理是利用药物缓解或消除病理性促凝状态,为人体自身的纤溶系统溶解血栓提供环境和保障。常用的抗凝药物包括低分子肝素、普通肝素、磺达肝癸钠、华法林、利伐沙班和达比加群酯等。溶栓治疗是用药物刺激人体纤溶系统功能直接溶解血栓的方法,溶栓治疗结束后,同样需继续长期抗凝治疗。对于少数不适合抗凝或溶栓治疗的患者,如情况允许可考虑介入治疗或手术。

在抗血栓治疗过程中,无论抗凝治疗还是溶栓治疗,在促进血栓溶解的同时,不可避免地有出血风险,其中溶栓治疗对人体止血能力的破坏更快更猛烈,出血风险高于抗凝治疗。因此多数患者首选抗凝治疗,如病情特别严重甚至危及生命,则需考虑溶栓治疗。

肺栓塞的抗凝治疗周期比较长,随着者自身情况而定,主要取决于可能再次发生肺栓塞的风险,疗程短则 3 个月,长则可达数年,甚至有些患者需长期服药。获得性易栓症在去除病因后,血栓风险可减弱或消失,也可考虑结束抗凝治疗。例如,一位骨折患者得了肺栓塞,肺栓塞的原因主要是骨折和卧床所诱发的,骨折可逐渐痊愈,也不需再卧床,这种类型的患者一般抗凝治疗 3 个月即可。如果患者有遗传性易栓症,多为终身携带的血栓风险,就需要更长期的抗凝治疗和(或)预防性用药,以防止肺栓塞复发。

用华法林治疗肺栓塞的注意事项

应用抗凝药物治疗血栓,要求抗凝适度。抗凝力度太强,容易导致人体组织或器官出血;抗凝力度太弱,可能达不到治疗血栓的目的。华法林在临床上已经应用很多年,虽然效果很好,但每个人对这种药物的反应差别较大。同时我们日常所吃的食物、各种药物对华法林的抗凝效果都可能产生影响,有的会增加抗凝作用,有的会减弱,因此需要经常性监测,随时调整药物剂量达到治疗范围。目前,许多新的口服抗凝药物逐步克服了华法林的缺点,对抗凝监测的要求逐渐降低,临床应用相对方便了一些。

虽然食物对华法林的抗凝效果有影响,但通常只要规律监测凝血指标,均衡饮食(食谱相对固定),药物的安全性和有效性就可保证,并不强调特殊的饮食禁忌。通常,富含维生素 K 的食物(如菠菜、白菜、韭菜、芫荽、莴苣、芹菜、水芹、胡萝卜、西红柿、西兰花、菜花、卷心菜、生菜、辣椒、洋葱、红茶、绿茶、豆奶、蛋黄、大豆油、鱼肉、猪肝、海藻类、鳄梨、动物肝脏类等),可能减弱华法林的抗凝作用。西柚、葡萄柚、杧果等,可轻微增强华法林的抗凝效果。此外,过量饮酒会增加出血风险,吸烟可加快华法林的代谢。

抗凝药物造成的出血是最主要的不良反应,通常内脏大出血的概率很低。常见的出血表现有皮肤黏膜出血(如皮肤瘀斑)、结膜出血、牙龈出血、鼻出血和消化道出血,出血量比较小,不需要特殊处理即可逐渐痊愈。服用抗凝药后,是否会发生出血与患者自身情况有很大关系,如高血压、肝肾功能差、消化道溃疡或合并其他出血疾病时,可导致出血风险增加。许多时候,抗凝药物还可导致一些患者的血小板减少,其他不良反应如过敏反应、继发肝肾功能损害相对少见。

少量出血时,如刷牙时牙龈出血、流鼻血、皮肤瘀伤、小伤口出血不止、女性月经期延长等,应监测凝血指标,医生根据检查结果调整药物剂量。严重出血时,如小便呈红色或深褐色、大便呈红色或黑色柏油状、呕血或咳血、严重头痛或胃痛、不明原因的大片瘀伤、流血不止或大出血,应立即就诊进行对症处理。

编后:肺栓塞患者进行抗凝治疗时,应密切监测出血表现,如观察口腔、牙龈、鼻腔、眼睑有无出血,皮肤有无青紫,大便是否发黑。同时也要避免创伤和出血,如栽培花木时戴手套,用电剃须刀代替刮胡刀,使用软牙刷,另外打针抽血的按压止血时间至少需 10 分钟,小伤口有同样的要求。平时生活中注意下肢活动,可做一些适量安全的运动,如慢跑、散步、游泳,注意避免碰撞引起出血,不宜做剧烈运动。有下肢静脉曲张者可穿弹力袜,主要是避免下肢深静脉血液瘀滞。有下肢血栓者应逐渐增加行走距离和下肢肌肉活动,以促进下肢深静脉再通和侧支循环建立。饮食要均衡,不要随意变化食谱和乱用营养品。最后一点很重要,就是严格按医嘱服药,定期随诊,病情有变化及时就医。

第16章 肠系膜静脉血栓

陈永辉　戴向晨　门剑龙

在各种静脉血栓类型中,肠系膜静脉血栓无疑是令医生头疼的一种,不但发病隐匿、症状不典型(往往被原发病或合并症掩盖)、常被误诊,而且病因确定困难,一旦救治延误,后果非常严重。许多患者因当地医疗水平所限,迟迟不能确诊,耽误了救治时间,死亡率很高。一些发生肠坏死的患者,不得不进行大部分切除,对生活质量造成终身影响。

何谓肠系膜静脉血栓

在19世纪末,有医生发现肠系膜静脉出现血栓会造成肠坏死,大约40年后,急性肠系膜静脉血栓形成(acute mesenteric venous thrombosis, AMVT)被明确作为引发肠坏死的独立致病因素,以区别于肠系膜动脉阻塞引起的肠坏死。肠系膜静脉血栓所致的肠道缺血约占肠系膜缺血性疾病的10%左右,主要累及肠系膜上静脉,常伴随发生门静脉系统血栓,而肠系膜下静脉发生血栓较少。

肠系膜静脉血栓有急性、亚急性或慢性三种类型,其中大多数发生在肠系膜上静脉及其分支, 5%左右累及肠系膜下静脉(供应侧支循环丰富的远端结肠)。急性血栓形成时,如尚未形成侧支循环,急性缺血造成组织损害会累及回肠、空肠,亦可累及十二指肠。亚急性血栓形成时,虽有缺血,但侧支循环形成并恢复部分血流。慢性血栓形成时,因有相对丰富的侧支循环可显著缓解缺血。

在静息状态下,肠组织对明显血流减少有足够的耐受能力,只要有

20% 的毛细血管通畅就可满足组织对氧的需求,在应激状态下,肠黏膜还可增强对氧的摄取。如血栓造成的血管堵塞缺血时间过久,肠毛细血管的供氧能力耗竭,炎症反应会导致肠黏膜坏死,最终破坏黏膜屏障。肠道细菌移位,进入血流和腹腔,可造成全身性感染、血流动力学异常和多器官功能衰竭(图 16-1)。

由于该病发病率相对较低(约为 1.3/10 万人),早期表现轻微,很难实现早期诊断,因此许多患者就诊延误,错失治疗良机,造成极差预后,死亡率甚至高达 20%~45%。

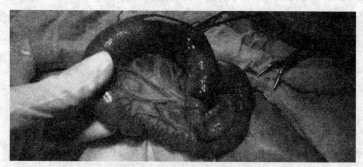

图 16-1　肠系膜静脉血栓。

肠系膜静脉血栓的病因

AMVT 的病因复杂,常继发于腹腔手术(尤其脾切除)、炎症、静脉血栓病史或家族史、肝硬化、口服避孕药、癌症、"三高"(高血压、高血糖、高脂血)等,上述人群由于多有肠系膜血管壁损伤、血流缓慢或者血液黏稠,因此容易形成血栓。此外,10%~50% 的患者病因不明。

肠系膜静脉血栓可分为原发性和继发性。

大部分患者可明确病因,包括肿瘤(压迫阻断血流)、炎症性肠病、腹腔内感染(盆腔炎、溃疡性结肠炎、化脓性阑尾炎、绞窄性疝等)、腹部创伤、腹部手术、肝硬化、门静脉高压、脾功能亢进、胰腺炎、长期口服避孕药、抗磷脂综合征等,上述情况可导致不同程度的高凝状态,引发血栓风险持续存在，一旦合并多种诱因同时存在，就可能导致血栓发生。

原发性肠系膜上静脉血栓患者相对少见，其中遗传性易栓症是非常重要的风险因素，许多肠系膜静脉血栓患者携带有抗凝血蛋白缺乏或易栓基因突变，如蛋白 C 缺乏、蛋白 S 缺乏、抗凝血酶缺乏以及其他抗凝、纤溶、凝血相关的基因突变，对于遗传性易栓症患者，无论有无其他获得性血栓风险诱因，肠系膜静脉血栓均可能发生。

肠系膜静脉血栓的症状

肠系膜静脉血栓患者的发病年龄各异，与发病机制相关（有遗传易栓缺陷患者，发病年龄往往更低），以 40~60 岁多见，男性略多。由于肠系膜静脉血栓的临床表现隐匿，常缺乏特异性症状和体征，疾病严重性取决于血栓形成速度和血管受累程度、范围和部位，该病早期多被误诊，延误治疗（甚至很多患者在剖腹探查或尸检时才发现）。

急性患者与肠系膜动脉血栓类似，表现为突发的痉挛性腹痛，但腹部症状出现迟，病情发展慢，早期诊断困难，许多患者有进行性腹痛、恶心、呕吐、便秘、血便等急性肠道缺血症状，腹胀和腹水较常见，易发生急性肠坏死及腹膜炎。如有腹膜刺激征多提示有肠坏死，但腹痛缺乏特征性且定位不准确，常出现腹痛症状与体征相分离。

患者在发病初期即出现血流受阻、肠瘀血肿胀，严重肿胀者影响肠管动脉血液供应，缺血及炎症反应会加剧肿胀并形成恶性循环，加速肠坏死。肠坏死组织及肠管内容物形成大量毒素吸收入血，导致全身中毒、多脏器功能衰竭、感染性休克，甚至死亡。

同其他急腹症表现类似，肠系膜静脉血栓最常见表现为腹痛，也多有恶心、呕吐、腹泻。不同的是，患者在发病初期腹痛轻微，逐渐加重，初期不伴腹膜炎的表现（如腹肌紧张、腹部压痛、反跳痛），在肠管瘀血、缺血导致炎性渗出后会出现腹膜炎症状。若未及时抗凝治疗或治疗无效，肠坏死后可剧烈腹痛、腹膜炎、高热，甚至休克。

血流动力学不稳定的患者往往预后较差。

对于亚急性和慢性肠系膜静脉血栓形成,由于存在侧支循环,患者可能无症状或表现为间断性腹痛。超过 50% 的亚急性肠系膜静脉血栓患者在就诊前一个月内有持续数天至数周的腹痛,肠坏死较少见。慢性肠系膜静脉血栓(起病时间一般超过 14 天)以门静脉、脾静脉血栓形成后门体静脉交通支大量开放为主要特征,慢性患者一般无典型症状,也可表现为一系列门静脉高压的临床表现,一般无明显腹痛。

早期诊断对于防止延误治疗及预后恶化至关重要,但肠系膜静脉血栓总是因症状不特异而常常延误诊断,尤其是腹部手术后、炎症性肠病以及有遗传缺陷的患者。临床检查包括腹部检查、血清乳酸、白细胞计数、血细胞比容、粪便隐血试验、D-二聚体等。影像检查包括磁共振血管成像、血管超声检查、同位素检查、CT 血管成像等。

肠系膜静脉血栓的治疗

多数肠系膜静脉血栓患者可通过药物治疗缓解症状,其中充分的抗凝治疗是关键,普通肝素、低分子肝素和华法林是常用药物。抗凝治疗可以防止栓子延展,促进静脉循环再通和肠再灌注,降低并发症和死亡率。

急性、亚急性和慢性肠系膜静脉血栓都需要抗凝治疗(最根本的治疗手段),部分患者还可能需要进一步干预(如溶栓或手术)来降低死亡风险。对于慢性肠系膜静脉血栓形成,抗凝可促进血管再通,防止新的血栓形成。华法林主要用于长期治疗,疗程对于有可逆病因者通常不少于 6 个月。有易栓症基础(遗传性易栓缺陷)或特发性肠系膜静脉血栓形成的患者,需要延长抗凝时间(甚至终身抗凝治疗)。对于尚未出现肠坏死的患者,如单纯抗凝治疗效果不佳,为了促进门静脉系统血栓溶解,还可考虑进行溶栓治疗,但治疗效果不肯定。

低分子肝素是最常用的药物,肾功能不好的患者可考虑应用普通肝素。由于患者往往需要禁水,口服抗凝药物早期并不适用,但可作为肠道功能改善后的后续治疗使用。如患者已经出现消化道出血,抗凝治疗要慎重。全身溶栓治疗在患者纤维蛋白原及血小板等指标允许情况下可以使用,但需密切监测凝血指标。其他治疗包括胃肠减压、改善肠道灌注、补液维持内环境稳定、保护心血管及脏器功能等。

对于抗凝治疗效果不佳的病例,介入治疗是肠系膜静脉血栓的主要方法,包括经肠系膜上动脉插管溶栓、经皮肝穿刺门静脉置管溶栓、经颈经肝静脉至门静脉溶栓等。当然无论运用哪一种方法,首先必须明确门静脉系统确实存在血栓,其次患者病情较稳定,未出现肠坏死,并且无溶栓治疗的禁忌证。入路是限制介入手术的重要方面,经肠系膜动脉入路并不能直接吸栓,由动脉入路溶栓与全身溶栓的区别不大。经皮经肝至门静脉入路损伤较大,吸栓可以尝试,但溶栓容易导致肝脏、腹腔出血。经颈经肝静脉至门静脉入路操作更加困难,此时门静脉内因血栓存在往往显影不佳。

对于抗凝无效的急性肠系膜静脉血栓患者(如暂不需要外科干预),可行导管下溶栓,改善症状,使肠切除概率下降,并发症减少,但同时出血风险明显增加。导管下取栓可作为溶栓治疗和抗凝治疗的辅助手段,取栓对于急性栓子最有效,对于大血管血栓形成的患者可快速改善静脉血流通过率,方法包括经皮机械取栓、血管成型和支架以及吸栓。

开腹手术时机是最具争议的课题。确定肠坏死时,剖腹探查(尽可能切除坏死及可疑坏死肠段)、肠系膜上静脉切开取栓无疑是挽救生命的重要手段,但如果过早开腹会造成过度治疗,因为大部分患者经过抗凝治疗均可好转。过早开腹的另一个问题是全部肠管往往均处于瘀血状态,无法确定切除哪一段肠管。

我们对开腹指证进行了总结,包括:患者生命体征恶化、强化 CT 高度提示肠管坏死(肠管壁肿胀积气等)、腹穿抽出疑似肠液样液体。

消化道出血、腹膜炎体征、腹穿抽出血性液体均非绝对手术指征。

手术的顺序为探查、切除坏死肠管、取栓、肠管重建或造瘘，关键是必须切除坏死肠管后再行取栓术挽救部分缺血肠管（保留肠管长度至少达到避免短肠综合征的要求），否则会导致严重的缺血再灌注损伤。同时，还要做好计划性二次探查的准备，度过急性期后还要给予长期的抗凝治疗。

非手术治疗对大多数患者都能够达到改善肠管静脉回流、缓解症状的目的，但对于血流动力学不稳定、腹膜炎和肠坏死的患者仍需手术治疗。对于已经出现局限性或弥漫性腹膜炎体征的患者应行急诊剖腹探查术，术中一旦明确肠系膜静脉血栓，应立即静脉给予抗凝。肠道切除的范围取决于手术探查结果，应尽可能保留肠管，可在首次手术中只切除已明确坏死的肠管，在积极抗凝的同时于 24 小时后进行二次剖腹探查。

编后：预防肠系膜静脉血栓主要包括养成健康生活习惯、控制"三高"，高危人群有急性腹痛时应警惕该病的可能，及时就医，做到早发现、早诊断、早治疗。在肠系膜静脉血栓诊疗过程中，在发病早期实现准确诊断是关键，这需要医生对该病有足够的警惕；同时应注意疾病的求因，尽可能明确血栓成因，特别是仔细评估是否有遗传性易栓缺陷，包括发病年龄、病史、家族史和实验室检查，这对于选择合理的治疗方案和实施有效的远期管理非常关键。

第17章 肠系膜动脉血栓

何 菊 边 颖 娄 媛

肠系膜上动脉血栓的形成由于其临床表现不典型,缺乏特异性,起病较为隐匿缓慢,诊断往往被延误。多数患者有慢性肠功能不全或伴有动脉粥样硬化性疾病,出现腹膜炎症状和体征时多已发生肠坏死和穿孔。所以对于出现严重腹痛而体征不明显的急腹症患者,应充分考虑本病,尽快行腹部增强 CT 检查,尽可能实现早期诊断,挽救患者生命,提高愈后生活质量。

肠系膜上动脉血栓的临床特征

肠系膜上动脉血栓形成多见老年人,如长期缺血会导致侧支循环的建立,临床上急性缺血症状较轻,如病情恶化可出现腹痛;当患者发生肠坏死和穿孔,则表现为腹膜炎症状和体征(图 17-1)。

患者在进食后多有腹部绞痛,可伴有恶心、呕吐,由于惧怕腹痛而不敢进食,而且肠道供血不足可有慢性腹泻发生(大量泡沫状粪便,显微镜下可见脂肪滴和脂肪块),长期慢性腹泻会造成营养大量丢失,继而营养不良,体重减轻(进行性消瘦)。如出现剧烈腹痛伴有频繁的呕吐,呕吐物为血性物,进一步发展就会出现肠坏死及腹膜炎等症状,甚至导致休克及死亡。

随着人口老龄化进程的加速和心血管疾病的增加,肠系膜上动脉血栓有增多的趋势,但由于该病的临床表现、发展过程与其他急腹症有许多相似之处,从而使得在疾病早期明确诊断比较困难。

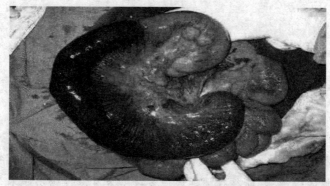

图 17-1　肠系膜上动脉血栓的手术所见。

长期不良饮食习惯会加速动脉粥样硬化

肠系膜上动脉血栓患者往往有动脉粥样硬化的基础,常合并全身性动脉硬化,少数患者因自发性、孤立性肠系膜上动脉夹层导致血栓。此外,血管创伤、高凝状态亦可促使血栓形成。

动脉硬化斑块就像水管里的水垢,常年沉积在血管壁,使管壁凹凸不平,管腔狭窄,如发生在肠系膜上动脉就会影响肠道的血供,引起肠道的坏死。因此,良好的饮食习惯很重要,低糖、低盐、低脂的饮食,有助于降低肠系膜血栓形成的风险。有益的饮食包括健康脂肪(单不饱和脂肪、多不饱和脂肪)、多纤维食物、多种维生素及矿物质食物等。应拒绝多盐、多糖、多脂和加工食物,保持大便的通畅,戒烟限酒,适当多做运动。此外,保持愉悦的心情,学会调节自己的情绪(生气和敌意等消极情绪下,会导致血压升高,血栓形成危险会增加)。

肠系膜上动脉血栓形成的高危因素

本病男性较女性多见,好发年龄为 40~60 岁,大多数患者在发病前多有慢性肠功能不全、血黏度高或伴有动脉粥样硬化。如果年龄在 50 岁以上且有心脏、血管病史者,突然出现急性腹痛、呕吐、腹泻、血便(相对少见)应考虑本病。日常生活中如出现上腹部或脐周疼痛并伴有恶心呕吐,腹胀腹泻,通常会被认为是胃肠炎或肠梗阻,但对于高危人群也要考虑肠系膜上动脉血栓发生的可能性。

不做手术可以吗

症状轻者可用抗凝治疗,但肠系膜上动脉血栓造成肠道血运障碍时,非手术治疗往往不能解决(患者一般情况转好时,应积极手术治疗)。现阶段的手术方式更推崇微创治疗,如导管溶栓术、血栓抽吸术、经皮机械血栓清除术、旁路移植术。但若肠管已经发生大面积坏死,应尽快切除坏死肠襻,减少毒素吸收;可对病变血管进行球囊扩张及支架植入术;此外,导管射频治疗也是一种选择。肠坏死发生后,即使经过有效的处理预后仍然较差,患者可因切除肠管过多导致短肠综合征。

肠系膜动脉栓塞

还有一种需要鉴别的疾病是肠系膜动脉栓塞(又称急性肠系膜动脉供血不足),是动脉供血突然中断所致的肠襻急性缺血性坏死,并出现绞窄性肠梗阻的症状。男性患者多于女性,发病年龄与肠系膜上动脉血栓形成一致,起病急骤、病情凶险,早期多为突发的剧烈腹部绞痛、恶心、频繁呕吐、腹泻;晚期可呕吐暗红色血性液体或有血便。全身症状有发热、脉搏细速、血压下降、发绀、指端青紫、皮肤湿凉、呼吸困难等,易延误诊治(严重的症状与轻微的体征不相符),病死率高达50%~80%。

大多数患者有风湿性心脏病、冠心病、心房纤颤或动脉硬化史。与肠系膜上动脉血栓形成不同,栓塞的栓子多来自心脏,常见于风湿性心瓣膜病或瓣膜置换术后、充血性心力衰竭、细菌性心内膜炎伴心房颤动、各种原因引起的心律失常及动脉瘤、心肌梗死后的血栓或主动脉硬化斑块等造成的血栓脱落。

　　腹痛 8 小时内无腹膜刺激征者可给予保守治疗,以抗凝、溶栓为主,解痉、扩血管为辅,同时积极纠正水电解质紊乱,抗感染,可试行取栓术、血管旁路手术。积极保守治疗无效或出现腹膜刺激征者,需手术探查。该病患者预后差,死亡率高,死亡原因多为广泛肠坏死所致感染性休克。

　　编后:肠系膜血管的血栓形成,无论是动脉还是静脉,共性都是诱因繁多,症状不典型,早期诊断困难,但临床结果严重。因此需要医生对此类疾病有足够的警惕,对疑似患者尽早实施检查以明确诊断,并在确诊后进一步探寻疾病成因,充分评估治疗的合理性。

第18章　肺动脉内膜肉瘤

许晓玲　应可净　胡蕙蕙　周　畔

女性患者,40岁,因反复腹痛腹泻10余天,加重2天,于2013年8月28日急诊入院。患者就诊10余天前出现无明显诱因的腹痛腹泻,上腹部持续性胀痛,稀便或泡沫水样便,每日2~3次,恶心,无呕吐,无畏寒发热,无胸闷气急,无双下肢水肿,至当地医院就诊,予止泻、补液等对症治疗,症状未缓解。2天前,自觉恶心症状加重,出现呕吐,呕吐胃内容物,无呕血黑便,无畏寒发热,无明显胸闷气急,无双下肢水肿。

身体检查

这个患者的既往史、个人及家族史没有特殊情况。

入院体格检查:神清,精神可,体温36.6℃,心跳109次/分,呼吸18次/分,血压104/48 mmHg,鼻导管吸氧3 L/min,指测氧饱和度100%,双肺呼吸音清,未闻及干湿性啰音和胸膜摩擦音。心前区无隆起,心律齐,P2>A2。腹平软,无明显压痛反跳痛,肠鸣音无殊,双下肢水肿不明显。

实验室检查:①血常规:白细胞11.6×10^9/L,血红蛋白16.0 g/L,血小板计数175×10^9/L;②动脉血气分析(鼻导管吸氧3 L/min):pH 7.431, $PaCO_2$ 27.7 mmHg, PaO_2 140.5 mmHg, HCO_3^- 18 mmol/L, SaO_2 99%。NT-proBNP 4654 pg/mL, D-二聚体3.28 μg/mL, C-反应蛋白47 mg/L,肝肾功能、心肌酶、肌钙蛋白等检查未见异常。

影像学检查:就诊当日的心脏超声提示"右心扩大,重度三尖瓣反流伴重度肺动脉高压V_{TR} 4.81 m/s,RVSP 103 mmHg,心包少中量积液"

（图 18-1）；CTPA 提示“两侧肺动脉主干及右肺各叶动脉近端可见大片状充盈缺损，远端分支变细，肺野未见明显异常，纵隔内未见肿大淋巴结”（图 18-2）。

拟诊“肺血栓栓塞（高危），肺动脉高压（重度）”收住入院。

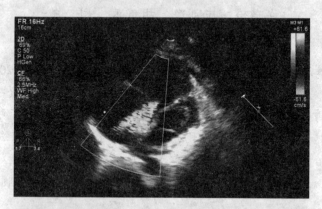

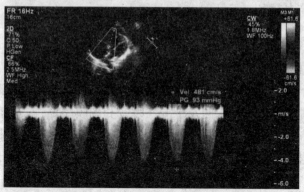

图 18-1　右心扩大，重度三尖瓣反流伴重度肺动脉高压 VTR 4.81 m/s，RVSP 103 mmHg。

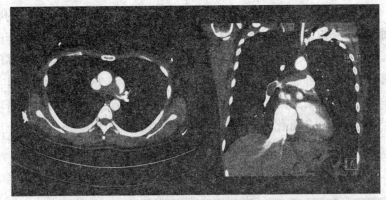

图 18-2　两侧肺动脉主干及右肺各叶动脉近端可见大片状充盈缺损,远端分支变细。

治疗经过

住院后,予普通肝素抗凝治疗,消化道症状改善不明显,并出现胸闷气急。遂于 2013 年 8 月 30 日予以阿替普酶 50 mg,持续静脉泵注 2 小时溶栓治疗。溶栓治疗后患者出现了胸闷气急伴腹痛加重。当日急查心脏超声提示"右心增大,中重度三尖瓣反流伴中重度肺动脉高压,心包积液",复查 CTPA 提示"肺动脉主干、左右肺动脉及右肺叶动脉多发充盈缺损,对比前片基本相仿"(图 18-3)。

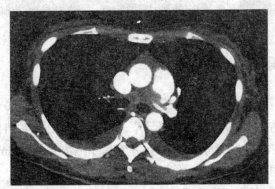

图 18-3　肺动脉主干、左右肺动脉及右肺叶动脉多发充盈缺损。

患者胸闷气急无好转,需储氧面罩吸氧。面对抗凝治疗失败的肺血管腔内充盈缺损合并肺动脉高压的病例,医院组织心胸外科、麻醉科、放射科等相关学科团队讨论之后考虑慢性血栓栓塞性肺动脉高压或肺动脉原发肿瘤可能性,有手术治疗指征,遂于 2013 年 9 月 3 日行体外循环下肺动脉内膜剥脱术。术中见肺动脉管壁增厚,内膜显著增厚与栓塞物融合机化,肺动脉内栓塞物为黄白色,填塞肺动脉主干远端、右肺动脉、右下肺动脉近端、右上肺动脉开口、左上肺动脉开口。

手术标本病理诊断为原发性肺动脉内膜肉瘤(图 18-4)。

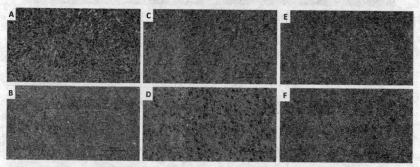

图 18-4 A:HE 染色提示肿瘤细胞呈片状,局部呈束状分布,伴大片坏死,细胞呈梭形或多边形,异型明显,可见瘤巨细胞,核分裂易见。B-F:免疫组化示瘤细胞 Vm(+),SMA(+),Ki-67(+),CD99(+),DES(-)。

最终诊断:①原发性肺动脉内膜肉瘤;②继发性肺动脉高压;③心功能Ⅲ级。

病程转归

术后患者的胸闷、腹泻等症状改善,床边心脏超声(2013 年 9 月 5 日)提示:"左室壁活动未见明显异常, EF 61%。心脏各结构未见连续中断,心包腔内可见少量液性暗区,左室后壁后方宽约 7 mm。CDFI 三尖瓣口可见少量反流信号,估测 RVSP 约 38 mmHg"。

术后待患者病情平稳后,查 PET/CT 未发现其他部位病灶,患者术后长期随访。该患者于术后半年出现肺动脉内膜肉瘤复发,术后 11 个月发现右侧肾上腺转移性肉瘤(经穿刺活检病理确诊)(图 18-5),进行了索拉菲尼靶向治疗、¹²⁵I 放射粒子植入术及其他对症治疗。患者术后生存期为 17 个月。

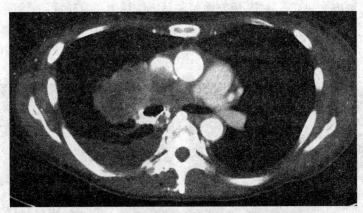

图 18-5 CTPA 提示右肺门肿块,右肺动脉主干阻塞。

病例评析

肺动脉内膜肉瘤(pulmonary artery intimal sarcoma, PAIS)是一种罕见的恶性肿瘤,多起源于近端肺动脉的内膜层,以血管腔内生长、管腔狭窄阻塞、近端或远端转移为主要特点。PAIS 好发于中年患者且以女性多见,该病自然病程尚不明确,确诊依靠病理诊断(且多为手术或者尸检标本),中位生存期约 13~18 个月,目前国内外仅有不足 300 例的个案报道或系列病例报道。

PAIS 缺乏特征性临床表现,常见右心功能不全、肺动脉高压、肺功能不全的表现,容易误诊为其他肺血管疾病,如肺血栓栓塞、慢性血栓栓塞性肺动脉高压。本例患者以腹痛腹泻主诉就诊,考虑为右心功能不全引起的消化道症状所致。初诊为肺血栓栓塞,并先后进行了抗凝和溶栓治疗,但患者症状无改善,复查 CTPA 提示肺血管内充盈缺损病灶无变化,最终行肺动脉内膜剥脱术并经病理确诊为 PAIS。

从影像学特点分析,PAIS 与其他肺血管占位性病变不易区分,容易误诊。PAIS 常见于近端肺动脉,尤其是肺动脉主干与左右分支,经常单侧发生且右侧多见,常表现为主肺动脉及左、右肺动脉甚至右心室流出道内大块充盈缺损,阻塞血管腔呈膨胀性生长,有时可向管腔外浸润生长,累及肺及纵隔,肿块边界不规则,可见分叶或分隔现象(图 18-6)。

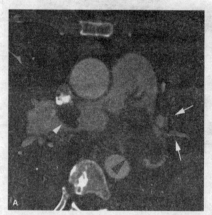
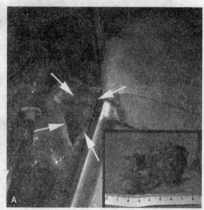

图 18-6　典型的肺动脉内膜肉瘤影像学表现和术中所见:增强 CT 提示肺动脉主干分叉处一不规则占位,延伸至左肺动脉及叶动脉和段动脉。术中打开肺动脉主干可见肿瘤组织并且与血管壁机化融合。(图片源自: *J Thorac Cardiovasc Surg*, 2008,135:949-950.)

该病缺乏有效的治疗手段,对放、化疗不敏感,对靶向治疗效果不明确,缺乏大规模临床研究证据,早期诊断及外科手术治疗是目前延长患者生存期的最佳选择。临床医生应加强对该病的认识,早诊断、早手术,以延长患者的生存期。

编后:患者主因腹痛腹泻来医院就诊,以右心功能不全为首发症状,结合影像学表现,初诊为肺栓塞,溶栓治疗无效后考虑慢性血栓栓塞性肺动脉高压或肺动脉原发肿瘤,进行了手术治疗。PAIS 的临床表现及影像学特征容易与肺栓塞混淆,但是 PAIS 患者没有明确的静脉血栓的危险因素,起病隐匿,进展缓慢,可出现发热、体重下降等恶性肿瘤的全身表现,溶栓或抗凝治疗无效,在临床上应注意鉴别。PAIS 预后不佳,手术切除可以延长生存期,放化疗以及靶向治疗的疗效仍存在争议。术后长期生存的报道较少,多数患者死于肿瘤复发或转移。

第 19 章　心腔内血栓

李积凤　杨媛华

心脏由四个腔组成,包括左心房、左心室、右心房和右心室。因为心肌具有很强的收缩和舒张功能,产生类似泵的作用,通过心脏压力促使血液经血管流遍全身,是人体血流的动力源。心腔内血栓通常分为两类,其一是来自身体其他部位的脱落血栓,其二是心腔内原位的血栓形成。心腔内的血栓常处于不稳定状态,一旦脱落,可导致组织器官出现缺血坏死,甚至当血栓较大时,脱落后直接封闭血管管腔、截断血流,导致患者猝死。因此,一旦发现心腔内有血栓,必须积极治疗。

心腔内血栓

心脏分为左心和右心,其中左心腔内流动的是动脉血,压力大(奔流),在左心收缩舒张的作用下,血液流经动脉到达全身各个脏器,将氧分子和营养成分送至组织器官。此后动脉血变为静脉血,经过静脉回流到右心,因此右心腔内流动的是静脉血(流淌)。右心再把静脉血泵入肺动脉,在肺内进行气体交换,主要是把静脉血中的二氧化碳排出,并吸收肺内的氧气,静脉血转变为动脉血,再回流至左心腔。如此周而复始,构成了人体的血液循环系统。

心腔内血栓通常分为两类,其一是来自身体其他部位的脱落血栓,其二是心腔内原位血栓形成。右心回收来自于全身静脉系统的血液,因此,右心的血栓可以由静脉系统血栓脱落而来,也可以是右心腔内形成血栓。左心的血液为肺循环交换过后的新鲜动脉血,由肺静脉形成血栓脱落的情况较少见,主要是原位血栓形成。

从血栓构成特征和形成机制来看,心腔内血栓更类似于静脉血栓的特征(或者就是来自静脉的栓子),但栓子脱落后最终堵塞的都是动脉。

心腔内血栓,是独立于静脉血栓和动脉血栓之外的一个血栓类型。对心腔内血栓的预防和治疗以抗凝、溶栓为主(少数情况可采用抗血小板药物治疗)。

心腔内血栓的高危因素

心腔内的血栓栓子来源不同,其高危因素也有明显差异。

首先,对于脱落而来的右心血栓,多是静脉血栓栓子,高危因素类型与静脉血栓栓塞症相同。常见高危因素有:①引起血液瘀滞的因素(如制动或长期卧床 >3 天、妊娠 / 产褥期、心力衰竭、长途航空或乘车旅行、久坐不动、静脉炎);②引起血液高凝的因素(如癌症、血小板异常、高同型半胱氨酸血症、抗磷脂综合征、遗传性或获得性易栓症);③引起血管壁损伤的因素(如近期的创伤 / 骨折、外科术后、吸烟、脑卒中、中心静脉置管)。

其次,对于原位形成的血栓,常见的危险因素有:①介入操作因素,如起搏器置入、人工瓣膜置换术后、中央静脉置管;②遗传性或获得性因素导致的心脏或瓣膜结构 / 功能改变,如房颤、风湿性心脏病。

心腔内血栓的临床表现

虽然后果严重,但心腔内血栓常常缺乏特征性的症状及体征。

常见的临床表现有:①静脉系统脱落而来的心腔内血栓,常伴发静脉系统血栓形成的症状,如下肢发生深静脉血栓时出现患侧肢体的肿胀和疼痛,以及其他部位栓塞的症状,如肺栓塞时常见的呼吸困难、胸痛、咯血和晕厥;②原位形成的血栓,其临床症状主要与血栓栓子大小和是否脱落有关。当血栓较小时,常不引起症状,血栓增大至影响瓣膜功能时,可闻及瓣膜关闭不全的体征。

当血栓脱落时,可引起相应器官的梗死,如右心形成的血栓脱落可导致肺栓塞,左心形成的血栓脱落可导致脑梗死。

如果血栓过大,无论血栓的分类和来源,都可引起心力衰竭甚至猝死。

诊断及鉴别诊断

超声心动图(心脏彩超)是诊断和评价心腔内血栓的理想工具,事实上,多数心腔内血栓都可通过心脏彩超检出。少数患者可经过食管超声、CT 肺动脉造影(CTPA)发现。

超声心动图可评价血栓的部位、大小、形态、活动度、回声性质等,对病情判断、鉴别诊断和制订治疗策略有重要价值(图 19-1)。

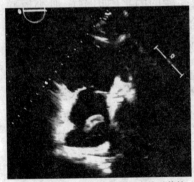 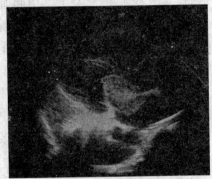

右心腔内可见长条状、中高回声的无蒂的血栓。 左心腔内可见团块状、中等回声的有蒂的黏液瘤。

图 19-1　心腔内血栓的超声心动图。

心腔内血栓最需要鉴别的疾病为心房黏液瘤(表 19-1)。

表 19-1　超声心动图下心腔内血栓和黏液瘤的主要特征及鉴别点

	血栓	黏液瘤
形态	长条形	球形
质地	较致密	较松散
回声强弱	中高回声	中等回声
活动度	较大	较小
有蒂与否	无	有

预后及治疗

心腔内血流较急,因此心腔内血栓常处于不稳定状态,一旦脱落,可导致组织器官出现缺血坏死;当血栓较大时,脱落后直接封闭血管管腔、截断血流,导致患者猝死。因此一旦发现心腔内血栓,应积极治疗。

心腔内血栓的根本治疗是将血栓溶解或取出。

根据血栓是否附壁决定其处理的紧急程度。通常来说,对于悬浮血栓,首选溶栓治疗(可选择阿替普酶或尿激酶紧急溶栓),这种治疗方式见效快。对于附壁血栓,溶栓效果欠佳,可选择手术取栓或抗凝治疗。

无论采取哪种方式去除血栓,只要高危因素没有去除,均需要长期抗凝或抗栓治疗。

在治疗方式上,右心血栓与静脉血栓栓塞症相近,常使用华法林或其他抗凝剂进行长疗程抗凝;左心的血小板栓子,常使用阿司匹林、氯吡格雷等进行长疗程治疗。

对于植入心脏起搏器的患者应定期进行心脏超声检查,以便及时发现起搏导管周围可能形成的血栓。对于行心脏机械瓣膜置换术的患者,应长期使用抗凝药物以预防血栓形成。

编后:对于已发生心腔内血栓的患者,抗凝很重要,溶栓很重要,手术取栓很重要,但预防血栓再发生更重要。

第 20 章　房颤和血栓

孙艺红

何谓"生命的脉动",在生物学、生理学甚至哲学层面上有许多种阐释。最客观的描述是,我们的心脏每天跳动 10 万多次,每分钟平均 72 次,节律稳定,血流因之循环不息。如果心脏跳动失去正常节律(即心律失常),则会严重影响生命活动的质量,甚至威胁生存。

在各种类型的心律失常中,心房颤动(房颤)是最常见的一种。在中国,房颤患者已经超过 1000 万,而且每年新发患者不断增多,发病率随年龄增长,在 75 岁以上人群可达 10%,在心脏病进展期甚至可高达 40%。更让人忧虑的是,由于患者对房颤的巨大风险了解不足,在治疗上的依从性普遍较差(不听从医生的治疗建议),导致血栓栓塞发生率在房颤患者中居高不下,其中动脉栓塞引发的脑卒中最为常见,至少有 10%~20% 的房颤患者最终会发生严重的卒中或死亡。

房颤类型

心房颤动(atrial fibrillation,AF),简称为房颤,是成人最常见的心律失常,是指规则有序的心房电活动出现紊乱,心房发生无序颤动,心脏无法有效收缩和舒张,泵血功能持续恶化。如不能治疗纠正,患者可引发非常严重的并发症(如心力衰竭和动脉栓塞)。房颤大致分为五类,包括初发房颤、阵发性房颤、持续性房颤、长程持续性房颤和永久性房颤。

阵发性房颤(paroxysmal AF),通常 <7 天(大部分患者 <48 小时),多数患者可自行中止。48 小时是关键的时间节点,超过 48 小时,

房颤自行终止的可能性变小,此时患者需要考虑接受抗凝治疗。

持续性房颤(persistent AF),持续 >7 天,一般不能自行终止,这种患者可采用药物复律和电复律治疗(但药物复律的成功率低),常见病情复发。

长程持续性房颤(long-standing persistent AF),房颤持续时间超过1 年。

永久性房颤(permanent AF),此类患者难以复律或复律后难以维持窦律(24 小时内房颤复发)。阵发性房颤患者长期反复发作后,大多会演变成永久性发作。

房颤的原因和诱因

普通人群中房颤的患病率为 0.77%,并随年龄的增长而升高,40~50 岁人群的房颤患病率为 0.5%,80 岁以上人群约为 7.5%。大约有 35% 的房颤患者在其一生中至少发生过一次卒中,如无适当的抗凝预防用药,房颤患者的血栓发生率(尤其是卒中)是正常人的 5 倍,而且因房颤引起的卒中致残率、致死率和复发率都很高, 10%~20% 的房颤患者会发生严重的致残性卒中。

后果如此严重,什么原因会造成房颤?

房颤的病因很多,包括基因变异(先天性心脏病)、甲状腺功能亢进、冠心病、高血压、糖尿病、心肌病、风湿性心瓣膜病、肺动脉栓塞、慢性阻塞性肺病等。此外,酗酒、过度劳累、抽烟、情绪激动、精神紧张、大量摄入咖啡因、严重感染等也是常见原因。总体而言,房颤无论性别、年龄、有无器质性疾病均可发病,但老年人更多见,而一些特发性房颤或孤立性房颤(silent AF)常见于 65 岁以下的人群。

房颤时心脏跳动不规则,会使人感到心慌、气短、胸闷、乏力、精神不振,影响正常工作和生活,有些人会加重已有的心力衰竭和心绞痛症状。

房颤的症状

房颤的症状呈现多样化，因人而异，可有可无，即使同一个患者也是如此。症状特点取决于许多因素，比如在发作时有无基础疾病、心室率的快慢、心功能、房颤持续时间、患者感知症状的敏感性等。多数患者会感觉有心悸、呼吸困难（气短）、胸痛、疲乏，一部分患者会出现眼前发黑（心跳缓慢甚至停跳）、头晕和晕厥（活动后心室率明显增加）、多尿等症状。

患者心室率正常时通常没有症状（慢性或长期持续性房颤患者中可没有明显的表现），如心室率增快，则可能有心慌、胸闷、气短、头晕、乏力等症状，有些患者还会出现大汗、小便增多等自主神经功能紊乱的表现。心跳特别快的患者可出现血压下降、心功能不全，表现为严重胸闷、气促、呼吸困难，再严重的患者会出现急性肺水肿、心绞痛或心源性休克。

房颤的一系列症状会造成患者持续性不适，影响生活和工作。尤其是心功能差的患者，如不及时干预，还会发展到更严重的阶段，直至出现多种并发症。

另有一些患者产生了耐受，可没有明显自觉症状，但房颤的危害却依然存在（从这个角度来看，房颤的确是一个无声杀手）。这些患者常是在体检或发生卒中甚至心力衰竭时才被发现。

房颤患者的大麻烦是血栓栓塞的风险，一旦发生卒中或静脉血栓，就可能会造成残疾或死亡。

房颤患者的血栓风险

73 岁刘阿姨有高血压，一直以来口服降压药的效果还不错。有一天，她发生了脑梗死，一侧身体几乎不能动弹，在神经内科住院治疗了一段时间，病情稳定后回家，医生让她继续口服降脂药（他汀类）和阿司匹林。出院后，刘阿姨按时吃药，控制饮食，规律运动，血压和血脂控制得非常好。大约过了半年,刘阿姨再次发生了肢体活动不利,随后大致恢复,医生认为是"短暂性脑血管缺血"(显然这就需要分析原因了)。我在接诊这个患者时,面临一个问题:为什么在进行了规范的药物治疗情况下,刘阿姨仍出现了脑梗死复发?最终,心电图检查给出了答案——阵发性房颤。后面的事情就简单多了,我让患者停用了阿司匹林,并改为口服华法林。从那以后,刘阿姨再也没有出现过脑缺血的症状。

房颤患者发生血栓的风险大约是非房颤患者的 5 倍。同是房颤,风险也不同,主要与年龄、心脏功能、是否有高血压及糖尿病有关,与房颤类型关系却不大,即使阵发性发作的患者也有血栓风险。

目前国际上采用 CHADS$_2$ 评分或 CHA$_2$DS$_2$-VASc 评分对房颤患者的卒中和血栓栓塞危险进行分层。评分越高,房颤患者发生卒中及血栓栓塞的风险越高,就越需要抗凝治疗。

这两个评分都是衡量房颤患者血栓风险的"尺子",其中简单的 CHADS$_2$ 评分,主要用于初期血栓风险评估;更为复杂的 CHA$_2$DS$_2$-VASc 评分,用于全面卒中风险评估。

CHADS$_2$ 评分(合计 6 分),其中 C 是充血性心力衰竭(1 分),H 是高血压(1 分),A 是年龄≥75 岁(1 分),D 是糖尿病(1 分),S$_2$ 是卒中或短暂性脑缺血发作病史(2 分)。

CHA$_2$DS$_2$-VASc 评分(合计 9 分),其中 C 是充血性心力衰竭(1 分),H 是高血压(1 分),A$_2$ 是年龄≥75 岁(2 分),D 是糖尿病(1 分),S$_2$ 是卒中或短暂性脑缺血发作或体循环栓塞病史(2 分),V 是血管疾病(1 分),A 是年龄 65~74 岁(1 分),Sc 是女性(1 分)。

需注意,房颤患者如突然出现头晕头痛、昏迷、一侧肢体瘫痪、失语、视物不清、腹痛、腿或手臂发白及疼痛、呼吸困难等症状时,提示可能发生血栓(卒中或心力衰竭的可能性比较大,会致残或死亡),应尽快就医治疗。临床上还有些患者没有明显症状,在许多时候,无症状性房颤往往比有症状的更危险。

房颤时,血流动力学紊乱,会造成身体各部位的血流瘀滞。在心房内(特别是左心耳)或下肢血管内形成纤维蛋白凝块(血栓栓子),一旦血栓凝块脱落,就会堵塞血管管腔,造成组织脏器的损害,比如脑血栓栓塞(卒中)、下肢静脉栓塞和内脏血管静脉栓塞等。

房颤的抗凝治疗

房颤的治疗需综合考虑患者的临床背景情况,主要的治疗原则包括:尽可能找到引发房颤的病因并予以治疗(消除易患因素至关重要);转复和维持窦性心律;预防复发;控制心室率;预防血栓并发症,减少病残率,提高患者生命质量,延长生命。

在各种治疗中,首先需考虑的是转复为窦性心律。急性房颤时可使用药物复律(常用的有胺碘酮、普罗帕酮)或直流电同步电复律,持续性房颤也可行导管射频消融术复律。

用药物降低心室率也非常重要,尽可能将心室率控制在 <100 次/分,常用药物有 β 受体阻滞剂、非二氢吡啶类钙离子拮抗剂、洋地黄类和胺碘酮等。

手术治疗对于一些患者则是终极手段。对于不适合抗凝治疗的永久性房颤,可采用外科封闭/切除左心耳等手术,降低附壁血栓形成的风险。

预防房颤患者的血栓风险,主要手段是"抗凝治疗"。

在各种抗凝药物中,医生对华法林的应用经验比较丰富。这种抗凝药物抗凝效果很强大,价格也很便宜,百姓用得起,但缺点是治疗效果会受很多因素影响,包括饮食、体重、合并其他疾病、个体化差异、其他药物等,如果调整不好,要么预防血栓效果差,要么容易出血。

另一类药物是近 10 年出现的新型口服抗凝药,如利伐沙班、达比加群酯、阿哌沙班等,这些药物治疗靶点单一,疗效和安全性更好,但价格明显高于华法林。

预防房颤患者发生卒中,不宜选择阿司匹林。

有效的抗凝治疗,是预防和减少房颤患者卒中和其他血栓栓塞的关键。抗凝治疗的原理是通过抑制患者的凝血系统,来降低患者血液凝固的能力,避免心脏里形成血栓,预防血栓脱落引发卒中。

对于抗血栓治疗,许多人是有认识误区的,他们认为阿司匹林能预防房颤患者的卒中。

错误的知识是会害人的。

动脉血管硬化基础上形成的血栓,在发病过程的最初阶段,血小板很关键,所以需进行抗血小板治疗。阿司匹林能有效抑制血小板的聚集能力,是抗血小板药物,主要用于对动脉粥样硬化患者相关的心脏缺血和卒中的一、二级预防(二级预防时需联合用药)。但房颤导致的心腔内血栓和其他部位血栓,形成过程主要以凝血系统激活为主,血栓的性质更类似于静脉血栓,使用抗血小板药物治疗是低效或无效的(详见第 2 章),甚至出血风险更高。

"抗血小板治疗"不能真正预防房颤相关血栓。

服用抗凝药物后,人体凝血能力下降,可发生出血不止血的现象,包括一些轻微出血表现(如刷牙出血、鼻出血、皮肤出血点)、静脉抽血后需长时间压迫止血。发生轻微出血时,可咨询医生并进行检查。发生严重出血的情况极少,如血尿、呕血、黑便甚至突然意识不清或活动不利等,一旦出现,应立即停药,并尽快到医院就诊治疗。出血往往与患者自身的疾病有关,应注意其他临床出血危险因素,如血小板减少、贫血等。有出血风险的患者,应尽可能去除危险因素(如高血压)。原有消化道溃疡病的患者,在服用抗凝药物后更容易发生消化道出血(呕血或血便),因此明确原发病对有效预防出血非常重要。

编后:房颤患者口服华法林时需注意:每天只服用一次,剂量要严格遵医嘱。定期复查凝血化验指标,稳定后可 1 个月查一次。饮食结构相对稳定,绿叶菜是可以吃的。需要服用其他药物时一定要咨询医生。避免外伤和跌倒。遇到任何医疗情况(如拔牙、手术等),一定要告知医生正在服用华法林。如果有人问,房颤患者所面临的最大危险是什么,是患者自己,是人的盲目乐观和懈怠。

第 21 章　慢性血栓栓塞性肺动脉高压的"蜜月期"

季颖群　张中和

　　肺动脉高压是一类异质性、进展性、致死性疾病,从病因学上可分为五大类,包括:动脉型肺动脉高压、左心疾病所致的肺动脉高压、肺疾病和(或)缺氧所致的肺动脉高压、慢性血栓栓塞性肺动脉高压、机制不明和(或)多因素所致的肺动脉高压。在临床上,对肺动脉高压的病因鉴别是实施有效治疗的关键基础。

一例患者

　　曾有一位女性患者, 53 岁,不知什么原因只要一活动就感到气短,而且在两个星期内越来越明显,后来发展到爬两层楼都要休息一会儿的地步,于是匆忙去医院看病。医生经过一番检查后给出了诊断——急性肺动脉血栓栓塞。患者和家属却一脸迷惑,知道冠心病、脑梗死,可从没有听说过什么"肺动脉栓塞"。

　　一番治疗后,患者的情况明显好转,气短的感觉也消失了,工作和生活恢复正常。本以为万事大吉,但不曾想这仅仅是个开始,因为还要吃药。

　　口服药物虽然是一件简单的事情,但不见得每个人都能很好地坚持。国人常有的懈怠在吃药这件事上表现得很是充分,比如擅自减量和停药。可麻烦的是,急性的肺动脉血栓栓塞发病后,至少需要抗凝治疗 3~6 个月,在必要时还会更久甚至终身用药,此时随访至关重要(聪明的患者应该定期去看医生）。

就这位患者而言，肺动脉里的血栓大部分被溶解吸收了，但仍有残余的血栓，也叫作"慢性肺动脉血栓栓塞"（肺动脉压力可正常），需要继续抗凝治疗，兹事体大，无论患者是否情愿，也必须谨遵医嘱、不可怠慢。

时光荏苒，仿佛岁月静好，犹如蜜月，病与人相安无事。

3 年后，患者又开始感觉活动后气短，再次来到医院，又是一番检查后，诊断是"慢性血栓栓塞性肺动脉高压"。

让我们谈谈慢性血栓栓塞性肺动脉高压的由来。

肺动脉高压的"蜜月期"

慢性血栓栓塞性肺动脉高压（chronic thromboembolic pulmonary hypertension，CTEPH），是指一次或反复发生血栓栓塞后，血栓栓子机化，破坏血管壁结构，使肺动脉管腔狭窄甚至闭塞，长期不能缓解。随着时间延长，肺血管阻力逐渐增加，肺动脉压力进行性增高，最终造成右心室肥厚和右心衰竭。

在急性发生的肺动脉血栓栓塞后，最理想的结果是血栓团块在纤溶酶作用下大部分溶解，少部分通过细胞中介重塑为机化的瘢痕。一些患者的血栓没有完全溶解，残留慢性血栓比率分别约为 3 个月的 48%、6 个月的 27.4% 和 12 个月的 18.2%，这些残余的血栓就是造成肺动脉高压的罪魁祸首，在 1 年后出现肺动脉高压的患者占 11.5%。可以说，急性肺动脉血栓溶解的不完全现象是相对常见的，其中发展为慢性病程的患者并不少见。

慢性肺动脉血栓栓塞，指急性肺动脉血栓栓塞后残留血栓持续阻塞肺动脉，但右心导管测定静息状态下平均肺动脉压力和右心室收缩功能均正常，心脏结构也正常。患者在这个阶段通常没有不适的感觉，因此又被称作无症状的"蜜月期"，在这种貌似平静的后面，却隐藏着巨大的危机。

无症状的"蜜月期"实际上就是肺动脉高压的早期,患者要么无症状,要么仅表现为活动后的气短、疲劳或乏力,偶见干咳、运动后恶心、呕吐和咯血;少数人会严重一些,可出现胸闷、心前区不适、心绞痛或晕厥。患者会随右心衰竭的加重而出现腹胀、下肢水肿以及与原发病相关的症状。

慢性肺动脉高压是肺栓塞的严重并发症,而肺动脉发生的慢性、机化性血栓栓塞性阻塞是主要诱因,累积发生率 0.1%~9.1%。另一方面,尽管急性肺动脉血栓栓塞后肺动脉残留血栓并不少见,但是否会发展为慢性肺动脉高压仍不可预测,而且不同患者发展至慢性肺动脉高压的机制也不尽相同,临床表现更是复杂多变,至今我们仍不清楚疾病发展至慢性肺动脉高压的确切机制,没有精准的方法来预判令人迷惑的"蜜月期"是何时或如何发展成慢性肺动脉高压的。对此类患者进行随访期间,医生要保持对 CTEPH 有足够警觉性。

编后:对于肺动脉血栓栓塞患者而言,定期看医生是非常必要的,而医生应高度警惕这个令人困惑的"蜜月期"(病情隐匿发展的阶段),同时充分的长期抗凝对延缓患者病程发展,降低 CTEPH 的发生率有积极意义。此外,尽早识别和诊断 CTEPH 非常重要,毕竟这个疾病是有可能通过手术治愈的。

第 22 章　华法林传奇

门剑龙

华法林,一种香豆素类化合物,能抑制维生素 K 及其 2, 3- 环氧化酶的相互转化,阻止凝血因子的前体物质 γ- 羧基化,使血中 Ⅱ、Ⅶ、Ⅸ和 Ⅹ 等四个维生素 K 依赖性凝血因子显著减少。在过去几十年中,华法林被广泛用于静脉血栓栓塞症的一、二级预防、动脉血栓和心腔内血栓(人工瓣膜和房颤患者)预防和治疗。华法林在口服后迅速由胃肠道吸收, 90 分钟后血药浓度达到峰值,有很高的生物利用度,半衰期 36~42 小时,其安全性和有效性与药物剂量密切相关。另一方面,在不同个体间,华法林的剂量—效应关系差异很大,并容易受到遗传和环境因素的影响,药代动力学和药效学不易稳定,因此使用时必须进行常规的实验监测以避免疗效不足或出血风险。

华法林的缘起

华法林是过去几十年中最成功的抗血栓药物,尽管有药物靶点多、易受到各种因素干扰的缺点,但由于其强大的抗栓效果和低廉的价格,使华法林直到目前仍是被广泛认可的经典药物。

华法林的出现更像一个传奇故事。

在 20 世纪 20 年代,北美地区的农场主们发现许多牛羊在受外伤或进行了很小的手术后会死于大量出血,这似乎是一种流行病,几乎整个北美地区的牛羊都笼罩在这种怪病的阴影下。加拿大兽医斯科菲尔德(Frank Schofield)通过调查发现,腐烂变质的甜苜蓿(也称三叶草)最可能是元凶。这种甜苜蓿广泛分布于北美地区并大量生长,是一种受农场主欢迎的牧草,但在温暖而潮湿的冬天,农场主收割堆积的甜苜蓿往往会大量发霉。斯科菲尔德推测,这些发霉的甜苜蓿是造成牲畜出血的主要原因。随后他通过一个实验证实了自己的假设:分别用新鲜和发霉的甜苜蓿喂食兔子,最后只有吃发霉牧草的兔子发生异常出血,但此时人们还是不明白为什么发霉的甜苜蓿草会造成出血。1924年,他发表论文,将这个现象称之为"甜苜蓿病"。

到了 20 世纪 30 年代,甜苜蓿病已经开始严重威胁威斯康星州的整个畜牧业。许多牲畜在进食了发霉的甜苜蓿后 15 天左右出现不同程度的出血表现,并在 30~50 天内死亡。1933 年,威斯康星州立大学的化学副教授林克(Karl Paul Link)接到了一个农场主的求助,很快他查阅到了斯科菲尔德关于甜苜蓿病的论文,并开始了相关研究,尝试从发霉的甜苜蓿中提取各种物质,寻找可疑的毒素。直到 1941 年前后,林克终于从发霉的甜苜蓿中分离出了具有抗凝血作用的物质,确定了化学结构后进行人工合成,命名为"双香豆素"。至此,研究者们终于发现了甜苜蓿病的病因。

甜苜蓿含有的香豆素使之具有香味。天然的单香豆素无毒,甜苜蓿一旦腐烂变质后,霉菌将其含有的天然香豆素(coumarin)氧化成为双香豆素(dicoumarol),后者的结构与维生素 K 相似,干扰了肝脏对依赖维生素 K 的凝血因子的合成,造成严重出血。

1945 年,林克开始了将香豆素制成灭鼠药的研究,在 1948 年取得了巨大成功,苄丙酮香豆素开始作为灭鼠药被广泛应用。由于此项研究工作是在威斯康星大学校友基金会(Wisconsin Alumni Research Foundation, WARF)资助下完成的,因此这种香豆素衍生物被命名为华法林(warfarin),其中 warf 就取自基金会首字母,arin 取自香豆素(coumarin)。

在此之前,几乎没有哪个灭鼠药是成功的,因为老鼠这种啮齿类小动物生性机警,当发现同类因吃某种食物立刻死掉,其他老鼠就避之唯恐不及。华法林的优势是,老鼠吃后不会立刻出血死亡,而老鼠的短期记忆又很难将华法林与死亡的恐惧直接联系起来,因此在很长时间内,华法林都是非常有效的灭鼠药。

华法林临床应用的契机来自一次偶然事件。1950年,一名美国士兵试图吃下灭鼠药华法林自杀,但他并没有立即死去,而是被及时送到医院进行治疗,在注射维生素K后居然康复了。这个病例证明了华法林对人体毒性危害小,并且抗凝作用可以被维生素K逆转,作为双香豆素的衍生物,华法林比双香豆素更安全。随后逐渐有医师尝试用华法林对血栓患者进行抗凝治疗,历经大量临床实验后,在1954年,美国FDA批准华法林作为治疗药物用于人体。1955年,美国总统艾森豪威尔发生心肌梗死后接受了华法林治疗。20世纪80年代,世界卫生组织(WHO)推荐采用国际标准化比值(INR)监测华法林治疗,自此口服华法林终于成为抗血栓治疗的经典药物。

华法林抗栓治疗

采用华法林进行抗凝治疗的领域有人工心脏机械瓣膜、非瓣膜性房颤、深静脉血栓形成、肺血栓栓塞症、人工血管植入、急性冠脉综合征、抗磷脂综合征等。华法林强大的抗凝效果使其成为了抗血栓治疗的"重器",只需非常小的剂量就足以预防和治疗血栓。另一方面,华法林潜在的出血风险也可能是致命的,华法林治疗窗比较窄,又有许多种因素会影响华法林的抗凝效果(如食物、药物、基因、疾病),使其疗效不稳定,在临床上华法林的有效使用需要严格的管理和监测。需注意,由于华法林能够透过胎盘屏障,造成早孕阶段的胎儿畸形风险,因此,妊娠期是应用华法林非常禁忌的领域。

干扰华法林的因素

食物会影响华法林的吸收、肝脏代谢、血浆蛋白结合或凝血因子合成。多数情况下接受华法林治疗的患者往往同时使用其他药物,有可能改变华法林的药代动力学和药效学,增加不良事件风险(可能影响华法林的药物非常多)。医生经常嘱咐患者,当添加或停用任何药物或膳食补充剂时,一定要密切监测 INR 水平(监测华法林用药的金标准)。

长期口服华法林的患者如在短时间内大量食用多叶绿色蔬菜,会显著增加维生素 K 的摄入量,降低华法林的抗凝血效果;但如过度减少饮食中的蔬菜(降低维生素 K 摄入),以肉食为主,又会增强华法林的效果,也容易造成出血风险。一般情况下,正常食物中维生素 K 含量的变化与华法林疗效之间的相关性不强,但过度的增加或减少食谱中的绿色蔬菜都不安全,“只吃肉不吃菜”同样是错误的,关键是应保持饮食中维生素 K 摄入的相对稳定(食谱应相对恒定)。

药物与华法林的相互作用可分为药代动力学和药效学。药代动力学在大多数情况下可通过增减华法林剂量进行调整,而药效学的相互作用则更容易造成隐匿的出血风险,包括抗生素、抗真菌、抗抑郁药、抗血小板药物、胺碘酮、抗炎药、对乙酰氨基酚和某些替代疗法等,与华法林同时使用时,会在毫无征兆的情况下造成患者严重出血(甚至不影响 INR)。另外,常用的降脂药物(如辛伐他汀和瑞舒伐他汀)也可提高华法林的抗凝效应,其中对 CYP2C9 * 3 等位基因携带者尤为明显。目前已知对华法林有明显影响的药物至少有 100 余种,还有更多可能干扰华法林的药物(包括中成药和汤剂)未被发现,这些都是临床治疗中的巨大隐患。

人体的一些基因与华法林代谢有关,这些基因的突变(CYP2C9 和 VKORC1 某些位点的多态性)可增强华法林抗凝能力(可能引起出血)。有少数患者由于肝脏对华法林亲和力减低,不得不服用高出平均 5~20 倍的剂量。需注意的是,基因多态性只能解释 30%~60% 的华法林个体差异,临床调整剂量时还需综合考虑患者体重、体表面积、肝肾功能等情况。

凝血酶原时间

凝血酶原时间(prothrombin time, PT)是评价外源性凝血途径因子水平的常规筛选试验,主要用于识别出血性疾病和监测华法林。该试验的原理是将过量的组织因子(来自人脑、兔脑、胎盘或肺组织等浸出液)和钙离子加入乏血小板血浆中,使血浆中的凝血酶原转变为凝血酶,诱导血液凝固(纤维蛋白形成),所需的时间即为 PT。

PT 最初只是作为出血性疾病的筛查试验。在 20 世纪 80 年代,我们还在手工制备兔脑粉混悬液作为试剂,将其加入血浆中,观察血浆凝固过程,主要用于对出血疾病的鉴别诊断。但手工制备的试剂非常粗糙,没有统一标准,而且每一批试剂之间的生物活性差异巨大,很难对华法林有效监测。此时,刚刚出现的商品化 PT 试剂就像一线曙光,特别是 INR,让医生能通过很简单的试验及时了解华法林的安全性和有效性。

采用 PT 监测华法林时,简单地用患者血浆凝固的秒数或与健康对照者血浆换算后的比值来表示实验结果是不标准的。由于 PT 试剂中组织因子的来源不同,使试验结果的差异明显,在进行华法林监测时,无法进行连续比较。为了解决这一问题,1983 年,WHO 提出以人脑中的凝血活酶作为标准品,并以国际敏感指数(international sensitivity index, ISI)代表试剂的敏感度,不同制造商生产的 PT 试剂都要标注 ISI 值,监测华法林时,通过以下公式换算出 INR:

$$INR =(患者\ PT/\ 对照平均\ PT\ )^{ISI}$$

这种方式使华法林的连续监测成为可能。

INR 监测华法林

PT 能敏感反映 4 个依赖维生素 K 的凝血因子中的 3 个(II、VII 和 X),这些凝血因子因半衰期不同,在口服华法林后,以不同速度下降。大多数患者在口服华法林的初期,INR 变化不明显,直到第 3~6 天,PT

才开始显著延长。高龄患者华法林清除慢,常常合并其他疾病或同时服用多种药物,更应加强监测。

PT 是常规监测华法林的试验,在口服华法林的最初 1~2 天,PT 主要反映因子Ⅶ的减低(半衰期仅为 6 小时),随后的 3~5 天里,PT 的延长与因子Ⅱ和Ⅹ的减低密切相关。患者进行华法林治疗时需定期检查 INR 值,在开始给药的最初 5~7 天内,应依据每天的 INR 值调整剂量,直到 INR 达到目标值(通常是 2~3)并维持至少 2 天。在达到预期效果后,平均每周检查一次 INR 值,治疗 3~4 周后,对于 INR 稳定的患者,检查间隔可改为每 4~6 周或更久。如 INR 值不在治疗范围内,应在调整药物剂量 3~7 天后重新监测。对于长期服用华法林的患者,INR 的监测频率需考虑患者的依从性、合并疾病、用药和饮食等情况。

在口服华法林后的 2 天内,在整体凝血系统功能降低之前,患者会先出现短暂的高凝状态,原因是华法林造成了抗凝血蛋白迅速减少(蛋白 C 和蛋白 S 都是肝脏合成的维生素 K 依赖蛋白质,且半衰期更短),严重的患者可出现新的微小静脉血栓形成和皮下脂肪内毛细血管栓塞,造成皮肤坏死,甚至加重已有的血栓负荷。因此在华法林给药的初期,需同时重叠使用胃肠外抗凝药物(如普通肝素、低分子肝素或磺达肝癸钠),一般需 5 天左右,直至有效治疗范围,再停止应用胃肠外抗凝药物。

由于蛋白 C 和蛋白 S 也是维生素 K 依赖性蛋白质,半衰期比凝血因子Ⅱ、Ⅸ和Ⅹ更短(蛋白 C 为 6 小时,蛋白 S 为 48 小时),在口服华法林后,这两个抗凝血蛋白会先于多数凝血因子降低,在短时间内使凝血系统失去控制(引发高凝状态)。临床使用负荷剂量的华法林时,蛋白 C 和蛋白 S 会下降得更快。因此在华法林用药的最初 5 天重叠使用低分子肝素等抗凝药物,目的就是维持止凝血平衡,缓解华法林引起的短暂高凝状态。

编后:直至目前,还没有哪一种抗凝药物像华法林这样,适用范围覆盖如此之广,对于静脉血栓、动脉血栓、心腔内血栓、瓣膜病血栓均是主要治疗药物,同时还是重要的血栓疾病预防用药,疗效如此之肯定,又如此之廉价(老百姓承担得起),为治疗血栓疾病做出了巨大的贡献。近年来,许多新型药物不断涌现,更安全,更便捷,但华法林注定是一个永远的传奇。

第 23 章 普通肝素

门剑龙

普通肝素（unfractionated heparin，UFH）是由高度硫酸化多糖链构成，分子量范围为 3000~30 000 道尔顿（Dalton，Da），大约包括 45 个糖单位，其中只有 1/3 的肝素糖链具有特殊的戊糖序列，该序列与抗凝血酶（antithrombin，AT）具有高度亲和力，是肝素分子中最具抗凝血活性的部分。由于肝素分子上的戊糖序列较少，在给予常规预防和治疗剂量时，普通肝素的抗凝活性受限于戊糖序列的数量；在更高剂量时，无论肝素糖链中是否有戊糖序列，普通肝素都可以激活肝素辅因子 II，进而产生抗凝效应。

普通肝素的抗凝机制

普通肝素属于间接凝血酶抑制剂，需要在血浆中的抗凝血酶活性 >80% 的情况下产生抗凝血的作用。肝素分子上的戊糖序列与抗凝血酶的赖氨酸结合，使抗凝血酶的精氨酸反应中心发生构象改变，并进一步通过电荷依赖的模式与凝血酶形成三联复合物，加速催化凝血酶（IIa）和其他活化凝血因子（VIIa、IXa、Xa、XIa 和 XIIa）丝氨酸活性中心的抑制，因此戊糖序列是肝素分子抑制凝血酶的主要结构，但由于这种戊糖序列在肝素分子上随机分布且相对缺乏，因此在使用小剂量肝素时，抗凝活性往往较弱。

需要注意的是，当给予大剂量肝素时，含有 24 个以上糖单位的肝素可以直接结合并激活肝素辅因子 II 实现对凝血酶的抑制（不依赖于抗凝血酶），与血中抗凝血酶广谱的抗凝效应不同，肝素辅因子 II 几乎仅能抑制凝血酶。

当抗凝血酶与凝血酶以共价键结合后,普通肝素可以从三联复合物中游离出来再利用,激活更多的抗凝血酶分子。

有 18 个或更多的糖单位(分子量 >5400 Da)的普通肝素,其糖链长度能同时与抗凝血酶与凝血酶结合;糖单位 <18 个的肝素分子则难以同时结合抗凝血酶和凝血酶,其戊糖序列可通过与抗凝血酶结合,主要实现对因子 Xa 的抑制。

普通肝素不能灭活已与纤维蛋白和细胞外基质结合的凝血酶,也对与血小板和凝血酶原复合物结合的因子 Xa 不起作用。因此,当普通肝素停药或血药浓度降低后,可能出现凝血活化状态的再次增强现象,造成血栓再发生。普通肝素还诱导组织因子途径抑制物(tissue factor pathway inhibitor, TFPI)的释放,促进对因子 $Ⅶa$- 组织因子复合物的抑制。

肝素对凝血酶($Ⅱa$)和 Xa 的抑制效果与肝素分子量密切相关,普通肝素抗 $Ⅱa$ 和 Xa 活性的比值约为 $1:1$,低分子肝素抗 $Ⅱa$ 和 Xa 活性的比值约为 $1:(2\sim4)$。

普通肝素的使用

普通肝素在静脉血栓栓塞症(venous thromboembolism, VTE)治疗中的效果是依赖药物剂量的,在临床上使用普通肝素时,常采用固定剂量或通过体重进行剂量调整。

在心血管疾病的抗凝治疗中,由于动脉血栓凝块中的纤维蛋白负荷低于静脉血栓,因此普通肝素在急性冠状动脉综合征治疗中的剂量低于静脉血栓治疗剂量。对非 ST 段抬高型心肌梗死患者进行治疗时,在给予 $12\sim15$ IU/($kg \cdot h$)(最大剂量 1000 U/h)普通肝素后,再给予 $60\sim70$ IU/kg(最大剂量 5000 U)。

在联合纤溶药物治疗 ST 段抬高型心肌梗死时,普通肝素给药剂量更低,此时普通肝素的剂量约为 60 IU/kg(最大剂量 4000 U),

12 IU/（kg·h）[最大剂量 1000 IU/（kg·h）] 输注。

由于患者在普通肝素治疗时的抗凝效果存在显著的个体差异,因此在治疗时需要进行密切的实验监测,并根据检测结果调整药物剂量。

治疗不同类型血栓时,普通肝素使用剂量不同。

由于动、静脉血栓形成的环境和机制显著不同,导致动脉血栓形成时凝血系统激活与动员的规模往往低于静脉血栓,特别是引起动脉血栓的血管损伤、凝血活化和血流动力学异常基本局限于血管病变部位,而引起静脉血栓形成的基础往往是全身性的高凝状态,这种病理机制的差异导致两种类型血栓在纤维蛋白凝块负荷量上显著不同,这也是临床使用普通肝素治疗剂量不同的主要原因。

普通肝素分子的异质性较大,而且更容易被清除,在进入血液后可与多种血浆蛋白质（多为急性相反应蛋白）、内皮细胞和巨噬细胞表面的受体结合并被灭活,这就导致小剂量普通肝素在不同个体或疾病阶段时的生物利用度差异显著,甚至无法达到预期的抗凝效果,应用相同剂量普通肝素的个体间的 APTT 也存在显著差异。在大剂量普通肝素给药时,细胞外基质（皮下注射时）、血浆蛋白质或相关受体的结合能力达到饱和,普通肝素的半衰期随剂量的增加而延长,并最终达到稳定。

一个容易被忽视的问题是,患者血浆中抗凝血酶是否缺陷也是肝素类药物能否产生预期抗凝效应的重要影响因素。

上述这些因素往往导致患者在普通肝素治疗时的抗凝效果存在显著的个体差异,常表现为血浆肝素浓度与 APTT 之间的关联性较差。

普通肝素的实验室监测

活化的部分凝血活酶时间（activated partial thromboplastin time, APTT）是常规的凝血试验,可用于监测普通肝素治疗。

大剂量普通肝素会导致 APTT 的结果变得不可靠（尤其是

APTT>200 s 后），因此在大剂量普通肝素给药时（如经皮冠状动脉介入治疗或心肺旁路手术），常采用活化凝血时间（activated clotting time，ACT）进行监测。

中等剂量普通肝素抗凝治疗时，采用 APTT 监测，测定值有剂量依赖性。

低剂量普通肝素在临床上使用颇为广泛，而且由于出血风险较小，基本不需进行 APTT 监测。

APTT 可有效监测中等剂量的普通肝素。

由于不同制造商的 APTT 试剂成分和活性差异显著，检测设备标准不同，使实验室之间的 APTT 结果差异悬殊，无法建立统一的 APTT 的治疗目标值，这就使 APTT 比率（APTT ratio，APTT-R）成为相对可靠的办法。

在许多年前，人们已经发现，将 APTT 比率维持在 1.5~2.5 可以降低静脉血栓复发的风险，现已被接受为普通肝素的治疗范围。

尽管 APTT 在方法学和检测的灵敏度上存在一定局限性，但仍是目前最具可行性的监测手段。国内临床目前通常将 APTT-R 1.5~2.5 作为应用中等剂量普通肝素抗凝的治疗范围（血浆中肝素相应浓度约为 0.2~0.5 U/mL）。

编后：APTT 试剂和血液凝固仪不断更新，而该标准却未再被前瞻性研究验证。近年来的新观点是，普通肝素治疗范围应源自本地的医学实验室，并与实验室使用的 APTT 检测系统相关，不能用固定的 APTT 秒数作为目标值来指导普通肝素的治疗。

第 24 章　那屈肝素

门剑龙

在普通肝素和华法林之后的近半个世纪里,没有新的抗凝药物出现,直到 20 世纪 80 年代后期低分子肝素的临床应用,就此揭开了抗凝治疗大时代的序幕,抗凝治疗开始变得越来越安全,医生们血栓防治理念、思维方式也终于迈入了"主动预防"和"精细化抗凝"的层面。

低分子肝素

1916 年,美国约翰霍普金斯大学的学者们发现了一种能使小牛出血的物质;1918 年,他们最终从肝脏中提炼出这种物质,命名为肝素(heparin);1937 年,加拿大科学家成功提纯了肝素,并开始用于血栓疾病的治疗中。

1963 年,法国人 Jean Choay 发明了肝素钙;1978 年,低分子肝素(low molecular weight heparin,LMWH)取得抗栓药物专利;1986 年,那屈肝素钙(Nadroparin Calcium)成为世界上第一个应用于临床的低分子肝素。随后的 1987 年至 1999 年间,那屈肝素钙在外科和骨科围术期血栓预防、深静脉血栓治疗、动脉血栓治疗领域不断获得成功,逐渐成为主流的抗凝药物。在此期间,其他低分子肝素也陆续闪亮登场并在临床治疗中大放异彩。

低分子肝素是由普通肝素解聚制备而成,分子量远远小于普通肝素,其药效学及药代学特性明显不同。与普通肝素比较,低分子肝素的糖链更短,成分更均一,皮下注射吸收更快,与血浆蛋白质亲和力更低,皮下注射损失小,这就使得其半衰期比普通肝素长 2~4 倍(这样可以长时间抑制凝血通路）。同时，低分子肝素结合细胞外基质、内皮细胞受体的能力较弱，生物利用度达到 90%，所以抗凝效果可预测。此外，低分子肝素导致骨质疏松的风险低于普通肝素。有临床试验显示，低分子肝素在预防或治疗剂量时没有减低骨密度（可能与低分子肝素与破骨细胞亲和力更低有关），这对于长期用药的患者（包括高龄人群）无疑是福音。

肝素钙及肝素钠是临床上最常用的两种低分子肝素制剂，在制备方式及药理作用方面有些许差异，临床医生应根据药品说明书结合临床给药经验使用，避免随意混用。

有临床研究显示，肝素钙具有较高的抗 Xa 活性、较低的出血风险，在注射时疼痛感和注射局部出血倾向更轻微。

由于分子量小，低分子肝素与抗凝血酶形成复合物后，能选择性抑制因子 Xa 活性。一个 Xa 分子可催化产生大约 1000 个凝血酶分子，所以抑制了凝血途径上游的 Xa，就可有效压制整个凝血系统的过度活化。

低分子肝素对凝血酶（Ⅱa）和其他凝血因子作用较弱，不影响已形成的凝血酶，足以维持人体正常的止血功能（这也是低分子肝素有高度安全性的原因）。

结构决定功能

生物化学领域有一句名言：结构决定功能。低分子肝素也是如此。

在普通肝素的化学结构中，戊糖大约只占 1/3，而低分子肝素是小分子肝素片段，以戊糖结构为主。低分子肝素能够结合抗凝血酶实现对因子 Xa 进行有效抑制，但由于分子链较短（只相当于 8~15 个糖单位），很难同时再结合大量 Ⅱa（像普通肝素那样），所以低分子肝素灭活 Xa 的能力很强，但灭活凝血酶（Ⅱa）的能力较弱。

与普通肝素相类似，不同类型的低分子肝素之间有一定差异（异质性）。采用不同解聚工艺制备的低分子肝素都有各自的分子特征，平均糖链长度不同,半衰期也不同(通常低分子肝素的糖链越长,则半衰期越短),在药代动力学和药效学性能上有差异(抗凝治疗的有效性和安全性也不同)。各类型的低分子肝素抗 Xa 与抗 IIa 活性比为(2~4):1。

例如,那屈肝素钙是由猪的肠黏膜获取的氨基葡聚糖片段的钙盐,平均分子量为 4300 Da(3600~5000 Da),那屈肝素钙的抗 Xa 与抗 IIa 活性比大约为 3.2:1。

目前还没有低分子肝素的国际标准,不同生产厂家都有自己的制剂单位,每一种低分子肝素的剂量都不相同。所以在对一个患者进行治疗时,不能随意将低分子肝素相互替代(频繁混用是非常不安全的)。

治疗和预防

那屈肝素钙,更像一味君子之药,让抗凝治疗变得安全、柔和、有效和简单。

在低分子肝素出现之前,抗凝治疗的风格是粗犷的,尽管人们不断尝试着精细化的调整,但普通肝素和华法林更像"大棒",总是无法精准地完成穿针引线的工作(尤其在复杂临床情况下,抗凝治疗有时候更像赌博),于是出血的梦魇始终伴随着抗血栓治疗。时至今日,医生们仍然心有余悸。

后来,低分子肝素的出现,使有效和安全可以兼得,不但能有效实施抗血栓治疗,还可进行主动血栓预防,在许多特殊情况下(如肿瘤、高龄、人工辅助生殖和病理妊娠),低分子肝素以其安全、有效、简单的特点已成为首选药物。

临床上,低分子肝素往往同时兼具"治疗"和"预防"的角色。

那屈肝素钙的主要应用领域包括:

(1)在外科围术期,对静脉血栓中、高度危险患者进行预防性抗凝。

（2）治疗已形成的静脉血栓。

（3）联合阿司匹林用于不稳定性心绞痛和非 Q 波性心肌梗死急性期的治疗。

（4）在血液透析中预防体外循环中的血凝块形成。

（5）对合并静脉血栓风险的活动肿瘤患者进行预防性抗凝。

（6）对合并静脉血栓风险的孕妇和病理妊娠患者进行预防性抗凝。

除此之外，它其实还有更多明确的和潜在的功能。

低分子肝素已被证明能够抑制血管性血友病因子（von willebrand factor，vWF）的释放，而 vWF 是急性冠脉血栓形成的重要参与者。此外，与普通肝素一样，低分子肝素还可诱导组织因子途径抑制物（tissue factor pathway inhibitor，TFPI）的释放，抑制因子Ⅶa- 组织因子复合物的形成，此机制有助于缓解转移癌患者的高凝状态，甚至抑制肿瘤的某些生物学行为。

给药和体重

治疗目的不同，那屈肝素钙的给药方式差异是很大的。如在血栓预防和治疗中，那屈肝素钙应通过皮下注射给药（不能肌肉注射，这一点很重要）；在血透时，通过动脉端单次注射给药；在脊髓麻醉、硬膜外麻醉或腰椎穿刺时，给药时机应遵循特殊注意事项。

皮下注射时，患者宜采取卧位，注射部位为前外侧或后外侧腹壁的皮下组织内，左右交替。注射针应垂直、完全插入注射者用拇指和示指捏起的患者皮肤皱褶内，而不是水平插入。在整个注射过程中，应维持皮肤皱褶的存在。

那屈肝素钙可根据体重调节剂量，每日皮下注射 1~2 次，通常不需要监测。在治疗范围内，药代动力学与体重相关，超重或肥胖患者需按照体重调节给药剂量方案（部分患者调整后的剂量可能超出推荐剂量范围）。当患者体重过轻时（男性 <57kg，女性 <45kg），出血风险增加

（对于过度消瘦的患者，还是要酌情减量的，必要时应以实验室检测数据来指导剂量调整）。

如何预防性抗凝

预防性抗凝治疗的原则，是压制已发生或潜在的凝血过度活化（高凝状态），但不降低人体的基础止血能力，这是预防性抗凝的核心原则。

接受大、中型手术的患者，是必然的血栓高风险人群。

手术前，许多患者的原发疾病已经导致明显的高凝状态，而手术过程造成的组织损伤和术后卧床则是加重血栓风险的关键因素，所以围术期的预防性抗凝用药是保证患者安全的重要措施（特别是避免住院患者的意外死亡）。

如果是有中度血栓危险的手术，即使患者还没有显示出严重的血栓倾向，每天也需要注射那屈肝素钙 0.3 mL（2850 IU，欧洲单位）以预防静脉血栓。

如果是有高度血栓危险的手术（如髋关节和膝关节置换、髋关节骨折），使用那屈肝素钙的剂量应该随患者体重进行调节（每日注射的剂量是 38 IU/kg）。围术期抗凝方案为手术前 12 小时停药，手术后 12 小时恢复给药，此后每天使用，一直到手术后第 3 天。从手术后第 4 天起调整剂量为 57 IU/kg（表 24-1）。

表 24-1　那屈肝素钙预防骨科大手术患者围术期深静脉血栓的体重 – 剂量调节表

体重（kg）	从术前到术后第 3 天，mL/d·次	从第 4 天起，mL/d·次
<51	0.2（2050 IU）	0.3（3075 IU）
51~70	0.3（3075 IU）	0.4（4100 IU）
>70	0.4（4100 IU）	0.6（6150 IU）

对于其他有高度血栓危险的疾病（尤其是活动性肿瘤、血栓疾病

史),建议使用 0.3 mL(2850 IU)那屈肝素钙。如临床和实验室评估患者的血栓风险因素持续存在(仍有高凝状态、遗传性血栓风险),则需延长抗凝时间,这有利于降低静脉血栓的发生率。

持续评估患者的血栓风险和出血风险,对指导预防性抗凝是非常必要的。

预防性抗凝治疗的持续时间,依据血栓形成的危险度而定,并且可辅助其他物理治疗(加压弹力袜),直至患者血栓风险去除(如下地行走)。对于普通外科手术患者,那屈肝素钙平均使用时间通常少于 10 天。对于接受骨科大手术,活动性肿瘤患者,则需较长的抗凝治疗时间(出院患者可继续使用那屈肝素钙,也可调整为口服抗凝药物)。

抗凝治疗

通常治疗剂量要大于预防剂量,但应考虑到患者的体重因素。

治疗深静脉血栓栓塞患者,通常每天 2 次注射,间隔 12 小时。每次注射剂量为 85 IU/kg,也可根据患者体重,按 0.1 mL/10 kg 的剂量,每 12 小时注射 1 次。需注意,对体重 >100 kg 或 <40 kg 的患者,估计用量比较困难,可能出现给药量相对不足或相对过量(出血),应当加强临床观察(表 24-2)。

对于肥胖患者可基于体重进行剂量调节,在一项有 921 例肥胖患者的荟萃分析中,利用体重调节方式进行低分子肝素给药,没有发现严重出血风险的增加。

对于血液透析患者,应通过血管注射给药。患者如无出血风险或血液透析持续 4 小时左右,应在透析开始时,通过动脉端单次注射大约 65 IU/kg 剂量的那屈肝素钙,亦可依据患者体重范围调整使用剂量。如有必要,可依据患者个体情况或血透技术条件调整使用剂量。如有出血风险,需酌情将标准剂量减半(表 24-3)。

表 24-2　那屈肝素钙治疗深静脉血栓栓塞的体重－剂量调节表

体重（kg）	每次剂量（mL）	IU（抗因子Ⅹa活性单位）	
		欧洲药典单位	WHO 单位
40~49	0.4	3800	4100
50~59	0.5		
60~69	0.6	5700	6150
70~79	0.7		
80~89	0.8	7600	8200
90~99	0.9		
≥ 100	1	9500	10250

表 24-3　那屈肝素钙在血液透析治疗中的体重－剂量调节表

体重（kg）	每次剂量（mL）	IU（抗因子Ⅹa活性单位）	
		欧洲药典单位	WHO 单位
<51	0.3	2850	3075
51~70	0.4	3800	4100
>70	0.6	5700	6150

对于一些特定人群,监测肾功能是必要的。低分子肝素需经由肾脏清除,肾功能受损可导致药物在血浆中蓄积,增加出血风险。所以,对于严重肾功能不全(肌酐清除率 <30 mL/min)的患者,需要适当减量或避免使用。

实验室监测

正常情况下,预防剂量的那屈肝素钙并不影响 APTT,治疗剂量可造成 APTT 一定程度的延长,但敏感性不如监测普通肝素,因此 APTT 不能用于对那屈肝素钙的监测。

抗凝血酶是低分子肝素的药物靶点,如果血浆中抗凝血酶缺乏则会导致抗凝治疗失败,即肝素抵抗或肝素耐药。因此应对某些可能存在抗凝血酶缺陷(如疑似遗传性易栓症、肾病综合征、严重全身性感染等)的个体进行抗凝血酶活性检查,必要时可进行基因分析。

那屈肝素钙采用固定剂量或根据体重调节剂量,通常是安全且有效的,不需进行常规实验室监测。但在一些特殊情况下,治疗剂量的那屈肝素钙可能出现药代动力学或药效学的不稳定(可能会引起出血),此时需通过实验监测来指导剂量调整(这一点是长期被人们忽略的)。

建议进行监测的特殊情况包括:严重出血或出血倾向、体重超重、低体重(男 <57 kg,女 <40 kg)、肾损害(肌酐清除率 <30 mL/min)、合并用药(如阿司匹林、其他水杨酸类药物、非甾体类抗炎镇痛药、右旋糖酐和噻氯匹定等抗血小板药物)、妊娠期、高龄等。此外,皮质类固醇(糖皮质激素,全身性给药)能增加那屈肝素钙使用后的出血风险(胃肠道黏膜出血、血管脆性增加),所以在大剂量使用或治疗时间超过 10 天以上,应调整用量并加强监测。

对那屈肝素钙的监测手段是抗 -FXa 试验。由于低分子肝素有多个种类,所以在针对不同的低分子肝素监测时,要对检测系统的抗因子 Xa 活性曲线进行校准(这需要非常专业的实验室)。此外,肾功能不全患者的肌酐清除率与抗因子 Xa 活性水平间呈负相关,低分子肝素发生出血合并症的风险在肾功能损害的患者中明显增高。

对发生急性静脉血栓的孕妇进行治疗时,建议在给药初期即进行抗 -FXa 试验测定。那屈肝素钙皮下注射后 4 小时为峰值,谷值出现在下一次给药前;每天 2 次给药(妊娠期常见模式),目标值为 0.6~1 kU/L;每天 1 次给药,目标值为 1~2 kU /L;如孕妇使用剂量调节的普通肝素,目标值为 0.35~0.7 kU/L。

在用药期间对肝素诱导的血小板减少症(HIT)仍需有警惕之心(尽管很少见)。那屈肝素钙导致的 HIT 发生率远低于普通肝素,其原因是低分子肝素对血小板的影响明显轻微,释放血小板第 4 因子(PF_4)很少。此外,即使 PF_4 释放,低分子肝素与 PF_4 的相互作用也不强烈,低分子肝素 $-PF_4$ 复合物(HIT 抗体的靶蛋白)形成的更少,所以在临床上那届肝素钙引发的 HIT 的病例非常罕见。

在极少数情况下,低分子肝素与 PF_4 形成的复合物确实能诱发自身免疫应答,一旦 HIT 抗体形成,与低分子肝素的交叉反应的可能性是 100%,会引发真正的 HIT。正是由于低分子肝素不能完全避免 HIT 致敏,故不能用于 HIT 的治疗,也不能作为疑似或确认的 HIT 患者的替代抗凝药物。

编后:在抗凝药物发展史上,低分子肝素家族无疑是卓越的,不但承前启后,而且继往开来。

第 25 章　磺达肝癸钠

门剑龙

　　磺达肝癸钠（Fondaparinux）是人工合成的单靶点抗凝药，属于胃肠外 Xa 因子抑制剂。该药以天然戊糖结构为基础，通过结构改良，显著增加了与抗凝血酶的亲和力，药代动力学特性也得到优化。

作用机制和药代动力学

　　磺达肝癸钠是选择性因子 Xa 抑制剂，通过非共价键与抗凝血酶活化部位特异性结合，加速与因子 Xa 形成复合物（增强约 300 倍），选择性抑制因子 Xa，阻断凝血共同途径，进而减少凝血酶产生和纤维蛋白（栓子）形成或增大。此后，磺达肝癸钠可与抗凝血酶解离，继续与其他抗凝血酶结合，持续发挥抗凝效应。与普通肝素和低分子肝素不同，磺达肝癸钠不能抑制凝血酶（因子 Ⅱa），对血小板也不产生作用。

　　磺达肝癸钠最佳剂量为 24 小时皮下给药 2.5mg（ST 段抬高性心肌梗死首剂静脉给药），皮下给药后吸收迅速完全，生物利用度达100%，血浆浓度达峰时间小于 2 小时。半衰期 17~21 小时，因此可每日一次给药，3~4 天达到稳态血浆浓度。磺达肝癸钠具有线性、剂量依赖性的药代动力学特性，抗凝效应可预测，通常无须实验室监测。

　　磺达肝癸钠的作用靶点是高度特异性的，与血浆中其他蛋白无显著结合活性，与华法林、阿司匹林、地高辛和吡罗昔康无药物间相互作用，有 64%~77% 以原型经肾脏排泄。

　　老年患者的肾功能随年龄增大而减退，对磺达肝癸钠的清除能力减低；>75 岁的老年人在进行骨科手术时，其血浆清除率比 <65 岁的患

者低 1.2~1.4 倍,因此用药时可酌情监测肾功能。

磺达肝癸钠主要经肾脏清除,在肾功能损害患者中,肌酐清除率下降时药物蓄积,消除时间延长,导致潜在出血风险增加。在对骨科大手术或深静脉血栓患者进行抗凝治疗时,轻度肾功能损害(肌酐清除率 50~80 mL/min)患者的药物清除率降低约 25%,中度肾功能损害(肌酐清除率 30~50 mL/min)患者的药物清除率降低约 40%,重度肾功能损害(肌酐清除率 <30 mL/min)患者的药物清除率降低约 55%。磺达肝癸钠在中度肾功能损害和重度肾功能损害的患者中,终末半衰期分别为 29 小时和 72 小时。通常,肌酐清除率 <20 mL/min 禁用磺达肝癸钠;肌酐清除率为 20~50 mL/min 可每天给予 1.5 mg 预防静脉血栓;肌酐清除率 > 50 mL/min 不必药物减量。

在肝脏功能受损的患者中,磺达肝癸钠不需调整剂量,但其血浆浓度减低应归因于血浆中抗凝血酶含量减少(肝脏合成不足所致),由于无法与抗凝血酶充分结合,导致磺达肝癸钠的肾脏清除率增加。

低体重患者的药物清除率下降,因此可能需要调整剂量。

目前尚无磺达肝癸钠的特效解毒剂。如果发生药物相关的无法控制的出血,重组因子Ⅶ可用于止血。

用药禁忌:对磺达肝癸钠过敏、具有临床意义的活动性出血、急性细菌性心内膜炎、肌酐清除率 <20 mL/min 的严重肾脏损害。

适应证和给药方式

磺达肝癸钠的主要适应证涉及动、静脉血栓的治疗和预防。①用于预防骨科大手术(膝关节置换、髋关节置换和髋关节骨折)患者的静脉血栓栓塞风险;②用于无指征进行紧急(<120 分钟)侵入性治疗(PCI)的不稳定性心绞痛(unstable angina pectoris, UAP)或非 ST 段抬高性心肌梗死(NSTEMI)指征患者的治疗;③用于使用溶栓或初始不接受其他形式再灌注治疗的 ST 段抬高性心肌梗死(STEMI)的治疗。

磺达肝癸钠的给药方式大致分为皮下给药、静脉给药两种方式。

①皮下给药:磺达肝癸钠通过皮下注射给药,患者取卧位。给药部位应在腹壁左、右前外侧位和左、右后外侧位交替。为了避免药品的损失,在使用预充式注射器时,注射前不要排出其中的气泡。注射针应垂直插入由拇指和食指提起的皮肤皱褶中,整个注射过程中应维持皮肤皱褶的存在。②静脉给药:只有 ST 段抬高心肌梗死患者首剂使用,静脉给药应通过现有的静脉通道直接给予或使用小容量(25 mL 或 50 mL)0.9% 生理盐水,为了避免药品的损失,在使用预充式注射器时,注射前不要排出其中的气泡,静脉通道在注射后应使用生理盐水进行冲洗。如果通过小容量输液袋给药,输注时间应在 1~2 分钟内。③磺达肝癸钠不能进行肌肉内注射。④在骨科大手术患者中,年龄 ≥ 75 岁和(或)体重 <50 kg 和(或)肾功能损害(肌酐清除率 20~50 mL/min)的患者应严格遵守首次注射磺达肝癸钠的时间,不应随意调整给药时间。

治疗急性冠脉综合征

对于不稳定性心绞痛(UAP)/ 非 ST 段抬高性急性冠脉综合征(NSTE-ACS)的患者,诊断后应尽早开始治疗,皮下注射磺达肝癸钠2.5 mg,每日一次,治疗持续 ≤ 8 天。磺达肝癸钠在降低 9 天时的死亡、心肌梗死或顽固性心肌缺血事件方面不劣于 1 mg/kg bid 的依诺肝素(肾功能不全患者每天 1 次),其疗效可维持长达 6 个月,同时严重出血的发生率较低。溶栓和未接受直接 PCI 治疗的患者往往从磺达肝癸钠治疗中获益,而在接受直接 PCI 治疗的患者中有增加导管内血栓和急性血栓并发症的风险,此时联合应用普通肝素可避免上述并发症。

在 NSTEMI、不稳定心绞痛患者及静脉给予普通肝素的 STEMI 患者中,在 PCI 背景下,磺达肝癸钠与依诺肝素有效性相近。对于不接受直接 PCI 的急性冠脉综合征患者可使用磺达肝癸钠(尤其是高出血风险的患者)。对于接受 PCI 治疗的患者,磺达肝癸钠不能作为唯一的抗凝治疗药物,如果在 PCI 术前将磺达肝癸钠作为初始抗凝药物,术中有必要加用标准剂量的普通肝素。

对于 STEMI 患者,治疗应在明确诊断后尽早启动,磺达肝癸钠推荐剂量同上,首剂应静脉内给药,随后通过皮下注射给药。治疗持续最长为 8 天。如果患者即将接受非直接 PCI 术,应根据当地临床实践,并考虑到患者潜在的出血风险,以及距最后一次给予磺达肝癸钠的时间,在术中使用普通肝素。医生应基于临床判断来确定拔除鞘管后再次皮下给予磺达肝癸钠的时间,通常再次开始使用磺达肝癸钠治疗均不早于鞘管拔除后 3 小时。在 STEMI、UAP 或 NSTEMI 患者中,如接受冠状动脉旁路移植术,在手术前的 24 小时内通常不应用磺达肝癸钠,可在手术后 48 小时再次给药。

治疗深静脉血栓和肺栓塞

对于确诊或高度疑诊的 DVT 和 PE 患者(无大出血风险),如不耐受肝素或低分子肝素,磺达肝癸钠可短期使用,有效性和安全性不劣于低分子肝素和普通肝素。

磺达肝癸钠在外科系统主要用于预防术后的静脉血栓,在多数情况下磺达肝癸钠与低分子肝素或低剂量普通肝素效果相当。对于骨科大手术后静脉血栓的预防,可常规使用磺达肝癸钠进行抗凝,推荐剂量为 2.5 mg,每日一次,手术后皮下注射给药。首次给药时间不应早于外科手术后 6 小时,并且只有在已经确定止血后才能给药,治疗应持续直至静脉血栓风险消除。

癌症患者常伴随严重高凝状态,易于发生静脉血栓。磺达肝癸钠可用于癌症患者静脉血栓的预防,能显著降低血栓发生率。

妊娠和儿科

孕妇使用磺达肝癸钠的临床数据有限,在近年来的多项生殖试验结果均未显示磺达肝癸钠对胎儿有害或损害生育能力。离体试验显示,磺达肝癸钠不通过人胎盘屏障。迄今为止,已经有许多妊娠期妇女应用磺达肝癸钠的报道,都未发现其对胎儿的生长发育有害,但尚不知是否能分泌入人乳中,总体而言,只有当用药的受益大于风险时,本品才可用于孕妇。此外,磺达肝癸钠在儿科患者中应用的有效性和安全性尚未确定。

肝素诱导的血小板减少症的替代抗凝

磺达肝癸钠本身即为戊糖结构,分子量仅为 1728 道尔顿,不与血小板第 4 因子(PF_4)结合,在体内与 HIT 抗体无相互作用,不会与来自肝素诱导血小板减少症患者的血浆发生交叉反应,可作为 HIT 确诊后实施替代抗凝治疗的药物。磺达肝癸钠在 HIT 患者治疗中,血栓风险和出血风险都很低,并降低了对 HIT 治疗的复杂性,不需要常规监测或剂量调整,对 INR 几乎没有影响,有利于病情稳定的患者过渡到门诊治疗。

编后:磺达肝癸钠作为全人工合成的选择性 Ｘａ 因子抑制剂,所具有的靶点单一、抗凝作用稳定可靠、强度可控制、每日一次固定剂量给药和无须监测的优点,使其成为一种有吸引力的药物,尤其对于那些出血风险高的患者。大量临床试验资料已证实,磺达肝癸钠在多种内外科背景中均具有良好的有效性和安全性。

第 26 章　阿加曲班

门剑龙　赵　文

阿加曲班是一种直接凝血酶抑制剂,药物靶点单一,静脉给药后起效快,药效动力学明确,能迅速压制大量生成的凝血酶,有很高的安全性和有效性,属于血栓急性期的治疗用药,一般不用于预防。

阿加曲班的基本特征

阿加曲班是人工合成的左旋精氨酸的哌啶羧酸衍生物,分子量小,分子结构特殊,适合与凝血酶活性中心多维结合,对凝血酶有高度选择性,能与血液中游离的凝血酶和血凝块中的凝血酶结合(这一能力在血栓形成最初期的治疗中颇具意义),可逆性地抑制凝血酶的活性(不需抗凝血酶参与)。

阿加曲班通过抑制凝血酶进而减弱凝血酶所催化或诱导的反应,包括减少纤维蛋白形成,限制凝血放大效应、下调因子XIII的活化程度,减轻对血小板聚集的诱导。治疗浓度时,阿加曲班对胰蛋白酶、因子Xa、血浆酶和激肽释放酶几乎没有影响。此外,阿加曲班与肝素诱导的血小板减少症抗体间没有相互作用。

阿加曲班主要有以下作用:

(1)能改善慢性动脉闭塞症(血栓闭塞性脉管炎、闭塞性动脉硬化症)患者的神经症状(运动麻痹)和日常活动(步行起立、坐位保持、饮食);

(2)能改善发病48小时内的缺血性脑梗死急性期患者的神经症状(运动麻痹)和日常活动(步行、起立、坐位保持、饮食);

（3）抗凝血酶缺乏且需体外循环的抗凝治疗；

（4）肝素诱导的血小板减少症（合并或未合并血栓形成）的抗凝治疗；

（5）治疗发生急性或亚急性 HIT 的 PCI 患者；

（6）治疗发生急性或亚急性 HIT 的心脏或血管手术患者；

（7）治疗急性静脉血栓栓塞症；

（8）血液净化体外抗凝。

阿加曲班注射液与一些药物合并使用时可增加出血风险，应注意减量。需注意与以下药物间的相互作用：

（1）抗凝剂，如普通肝素、华法林等；

（2）抑制血小板凝集作用的药物，如阿司匹林、奥扎格雷钠、盐酸噻氯匹定、双嘧达莫等；

（3）溶栓药物，如尿激酶、链激酶等；

（4）降低纤维蛋白原作用的巴曲酶等。

药物代谢

静脉滴注阿加曲班约 30 分钟产生显著抗凝效果，持续静脉滴注 3 小时（9 mg 1 天 1 次，3 天），血药浓度达到稳态。阿加曲班主要在细胞外分布，与血浆蛋白和白蛋白结合率分别为 53.7% 和 20.3%。阿加曲班主要是在肝脏代谢，以 300 μg/min 的速度静脉滴注 30 分钟，给药后 24 小时内，有 22.8% 以原型药、1.7% 以代谢物由肾脏清除；另有 12.4% 以原型药、13.1% 以代谢物的形式从粪便中排出。用药后 24 小时内，在尿、粪中药物原型及代谢物的总排泄率可达 50.1%，主要代谢物为喹啉环的氧化物，清除半衰期为 40~50 分钟（给药结束后代谢迅速，无药物蓄积）。需注意，阿加曲班对孕妇和儿童的安全性尚不明确，故不宜使用；老年人生理功能降低，应酌情减量。

实验监测

阿加曲班在使用过程中,应密切监测凝血功能,主要指标是活化的部分凝血活酶时间(APTT),该指标可随药物剂量增加而延长(但少见急剧延长),治疗范围维持在基线值的 1.5~3 倍。对于给药前 D-二聚体已经增高的患者应连续监测,如血浆 D-二聚体浓度持续处于高水平,提示抗凝力度不足。

阿加曲班与其他抗栓药物联合使用需谨慎,注意调整剂量,并进行密切的临床观察,必要时进行凝血功能(如 APTT 和血栓弹力图)和影像学检查,避免出血。此外,肝功能不全的患者使用阿加曲班时,应减少剂量并监测 APTT(肾功能不全患者不必调整剂量)。

若阿加曲班过量,无特效药物纠正,须停用阿加曲班 2~4 小时后,APTT 恢复至原基线水平。

在心脏手术使用大剂量阿加曲班时,可选择活化凝血时间(ACT)进行监测。

肝素诱导的血小板减少症的治疗

阿加曲班无免疫原性,不会诱发自身抗体形成,不引起变态反应,也不会与其他自身抗体发生相互作用。

在国内外指南中,均推荐阿加曲班作为肝素诱导的血小板减少症的替代抗凝药物,包括未发生和已发生血栓的 HIT 患者。阿加曲班能可逆地与凝血酶活性位点结合,肾脏清除依赖性低,不增加肾功能不全患者的大出血风险,与 HIT 抗体间没有相互作用,治疗 HIT 安全且有效,约 50% 的患者在停用肝素第 3 天时血小板数量恢复正常。

调整阿加曲班剂量需充分考虑个体差异,对于确诊或疑似 HIT 且肝功能正常的患者,给予阿加曲班后需将 APTT 比率(APTT-R)调整至 1.5~3;对于肝功能异常(如血清总胆红素 $>25.6\ \mu mol/L$)、心力衰竭、严重全身水肿或者心脏外科术后患者,需每 4 小时根据 APTT-R 水平调整输注速率;对于多脏器功能异常的危重患者应减量;仅有肾功能异常的患者无须调整剂量。

对于发生急性或亚急性 HIT 的肾脏替代治疗患者,使用阿加曲班进行治疗是目前唯一的选择。既往研究显示,阿加曲班通过高通量渗透膜时的透析清除量极小,在肾脏替代治疗中应用,可明显减低血栓及管路内凝血发生率,不增加死亡率与出血风险,治疗安全性和有效性与重组水蛭素相近。

编后:阿加曲班属于较为广谱抗凝药物,在血栓急性期能有效压制进行性发展的高凝状态,在动脉血栓急性期可实现有效抗凝治疗(同时还可抑制血小板活化),对于 HIT 并发血栓的患者也有良好的替代抗凝效果。

第 27 章　谁应该吃阿司匹林？

许俊堂

阿司匹林是医药史上的经典药物。早在 2000 多年前，人们就已经发现它的前身——柳树皮有止痛作用。到了现代，阿司匹林更成了治疗和预防心脑血管疾病的超级"重器"。

阿司匹林风波再起

阿司匹林用于动脉粥样硬化性心血管疾病（atherosclerotic cardio-vascular disease，ASCVD）的二级预防毫无争议，但有关阿司匹林在 ASCVD 一级预防中的"获益""获益 / 风险比"在近年一直存在争议。2018 年 8 月 26 日，在德国慕尼黑召开的欧洲心脏病学会（ESC）年会上公布了有关阿司匹林一级预防的 ARRIVE、ASCEND 两项临床试验，两项试验正逢其时，解决了阿司匹林一级预防中的诸多困惑（图 27-1、27-2）。但试验结果一经公布，不但在学术界引起了相当的反应，在民间更是激起一层层巨浪，个别媒体甚至鼓噪"阿司匹林没有用了，以后不用吃了"，也有人认为服用阿司匹林风险很大，不值得冒险（图 27-3）。

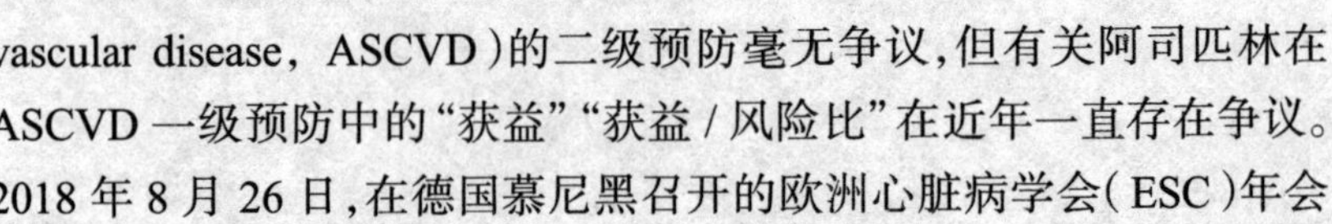

Use of aspirin to reduce risk of initial vascular events in patients at moderate risk of cardiovascular disease (ARRIVE): a randomised, double-blind, placebo-controlled trial

J Michael Gaziano, Carlos Bratons, Rosa Coppolecchia, Claudio Cricelli, Harald Darius, Philip B Gorelick, George Howard, Thomas A Pearson, Peter M Rothwell, Luis Miguel Ruilope, Michal Tendera, Gianni Tognoni; the ARRIVE Executive Committee

图 27-1　柳叶刀杂志（Lancet）发表的 ARRIVE 研究。

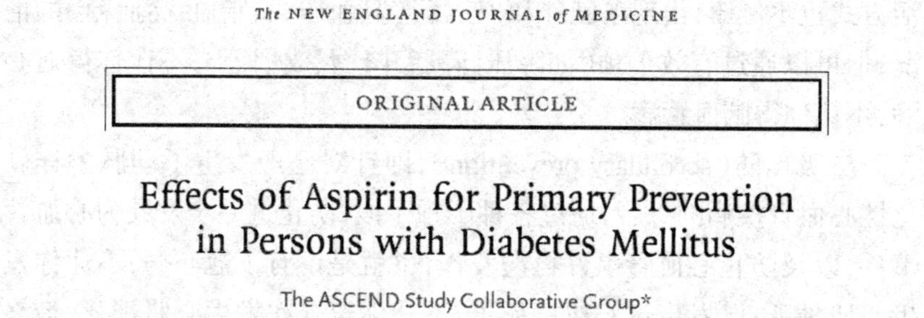

The NEW ENGLAND JOURNAL of MEDICINE

ORIGINAL ARTICLE

Effects of Aspirin for Primary Prevention in Persons with Diabetes Mellitus

The ASCEND Study Collaborative Group*

图 27-2 新英格兰医学杂志(The New England Journal of Medicine，NEJM)发表的 ASCEND 研究。

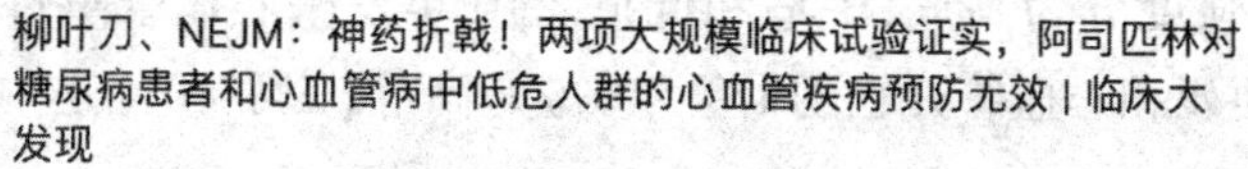

柳叶刀、NEJM：神药折戟！两项大规模临床试验证实，阿司匹林对糖尿病患者和心血管病中低危人群的心血管疾病预防无效 | 临床大发现

图 27-3 某媒体的报道。

ARRIVE、ASCEND 两项临床试验分别发表于著名的医学杂志柳叶刀(Lancet)和新英格兰医学杂志(NEJM)。两项研究结果是不是导致阿司匹林"神药折戟"? 阿司匹林对于糖尿病患者心血管疾病预防到底还是否有效? 还有,大家最关心的是:阿司匹林还要不要吃?

明确几个概念

高血压、高脂血、糖尿病和吸烟等是导致动脉粥样硬化病变的危险因素,也就是形成斑块(plaque)和导致动脉血管狭窄(stenosis)。如果血管狭窄程度≥ 50% 或出现临床症状,就是动脉粥样硬化性心血管疾病(ASCVD);如果斑块破裂,在破裂基础上形成血栓,就会导致心血管事件(cardiovascular events),如急性冠状动脉综合征(心肌梗死和不稳定性心绞痛)、脑梗死、短暂脑缺血发作和急性下肢缺血,严重者会造成心血管死亡(cardiovascular death)或者血管性死亡(vascular death)。

一级预防(primary prevention),就是尽管你身上具备各种危险因素,如你的遗传背景不好,父母有早发心血管疾病家族史,或者你的生活方式也不健康,出现了肥胖和"三高"(高血压、高脂血、高血糖)的情况,但可以通过有效干预(如降压、降脂、降糖、戒烟等),不让你得冠心病,不让你得脑血管病。

二级预防(secondary prevention),即针对已经发生了动脉粥样硬化性心血管疾病的患者,通过各种干预手段,防止进一步发展为心血管事件,以及防止心血管事件再次发作,也就是说有了冠心病,不让你发生心肌梗死;已发生过心肌梗死了,不让你第二次发生心肌梗死,最终防止发生心血管死亡。

一级预防措施基于危险分层,即根据各种相关危险因素的有无、多少和强度分为高危、中危和低危。10 年发生心血管事件(心肌梗死、脑梗死和心血管死亡)风险 >10% 是高危, 5%~10% 是中危, <5% 为低危。

神奇的阿司匹林

如果问哪个药历史最为悠长且历久弥新、使用人数和销量最多、挽救的生命最多,同时价格又十分便宜,非阿司匹林莫属。阿司匹林不但能够解热、镇痛、抗炎、抗风湿,还抑制血小板聚集和血栓形成,防止发生心血管事件和血管性死亡。

公元前 5 世纪,古希腊的希波克拉底就在著作中提到用柳树汁来镇痛和退热。1763 年牛津大学的爱德华·斯通首次发现柳树皮中的有效成分为水杨酸。1897 年 8 月 10 日,德国化学家费利克斯·霍夫曼在拜耳制药公司实验室里,正式合成了能够医用的乙酰水杨酸。1899年,拜耳公司将乙酰水杨酸制成了药粉和药片,并取名为"Aspirin"(阿司匹林),开始在全世界销售。1970 年英国药学家约翰·范恩证实,阿司匹林能够抑制体内血栓素 A_2 的释放和血小板凝集,防止血栓形成,还因此获得了 1982 年的诺贝尔生理学/医学奖。

阿司匹林止痛和退烧的剂量为 300~600 mg,抗炎如治疗关节炎、心包炎等需要 3000 mg 以上,而抗血小板治疗的维持剂量却仅为

75~150 mg/d。

阿司匹林用于二级预防

无论是冠心病、脑血管病、外周血管病（包括下肢动脉疾病）还是发生心血管事件之后，阿司匹林都是一级推荐。这意味着只要人体能耐受或者无用药禁忌，阿司匹林都是常规使用的基础用药。

单独阿司匹林用于二级预防能够降低心肌梗死、脑梗死和心血管死亡风险，是保心、护脑、救命的必需药物。无特殊情况和未经医生允许，一定不要停用阿司匹林。擅自停药会引起心肌坏死（心肌梗死）、脑梗死，甚至可能因此丧命。

对于危险因素的一级预防

阿司匹林是预防血栓形成、防治血管事件和预防血管性死亡的药物，只要存在斑块破裂（包括斑块侵蚀）和形成血栓的风险，就应口服阿司匹林，此时阿司匹林的主要作用在斑块破裂的那一刻尤为凸显。反过来讲，如果不存在斑块破裂的风险或者风险很小，口服阿司匹林就没有用。

问题是谁该口服阿司匹林，谁不需要，这就要看心血管事件的风险程度了。评价风险大小采用危险分层（risk stratification）的方法。

现国际上多采用两种危险分层方法，一是欧洲的 SCORE 评分，还有就是美国的"10 年第一次发生动脉粥样硬化性心血管事件评分"。国内阜外医院、安贞医院结合中国国情也制订了类似的评分标准，把有危险因素的患者根据"10 年心血管事件风险"分为高危、中危和低危，确定哪些患者需要哪些相应的干预策略，如是否口服阿司匹林，是否使用他汀类药物等。"10 年 ASCVD 事件风险评估"在手机上可以搜索找到 APP（图 27-4），互联网上也有相关介绍。

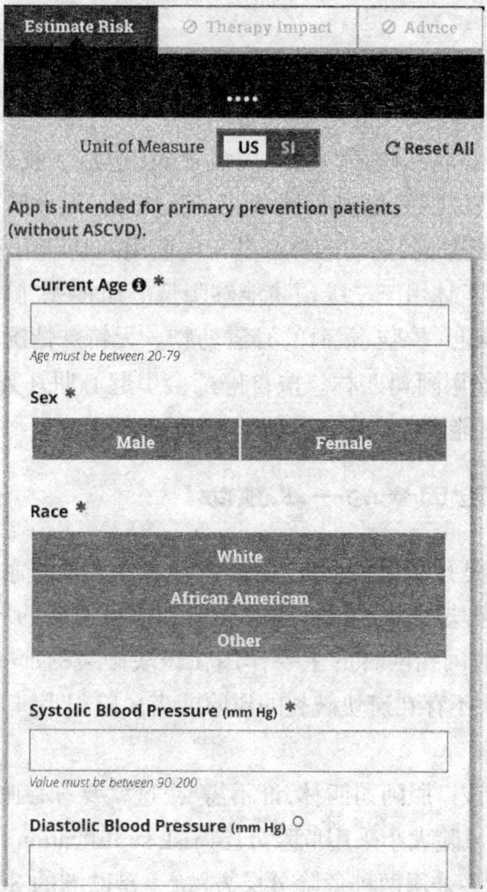

图 27-4　美国心脏病学会 / 心脏协会(ACC/AHA)的 10 年 ASCVD 事件风险评估表。

　　几乎所有学会发布的指南或者共识一致推荐，10 年风险 >10% 水平的高危或极高危患者,应该口服阿司匹林进行一级预防,因为在发生斑块破裂的时候,阿司匹林能够通过抑制血栓形成减少血管事件(如心肌梗死)的发生。中低危患者不推荐使用阿司匹林进行一级预防,因为事件发生率低,获益不多,严重出血(包括脑出血、胃肠道出血)的风险还会有所增加。

中危(10 年风险 5%~10%)、高危和极高危患者应该口服他汀类药物进行一级预防,不管血脂水平是多少。他汀类药物的作用是不让斑块增大、稳定斑块和避免斑块发生破裂。

阿司匹林和他汀类药物是一对好搭档,是双保险,两者协同作用,共同防止心血管事件的发生,预防心血管死亡。

以下情况需要口服阿司匹林进行一级预防:

(1)高血压患者血压控制良好(<150/90 mmHg)以后,如果年龄 50 岁以上,并且有一个或者一个以上其他危险因素,如高脂血症、肥胖、早发心血管疾病家族史、吸烟等。

(2)糖尿病患者 50 岁以上,有一个或者一个以上其他危险因素,包括早发动脉粥样硬化性心血管疾病家族史、高血压、血脂紊乱、吸烟和蛋白尿。

(3)具备多项(4 个或 4 个以上)危险因素,如年龄(男性 $\geqslant$ 45 岁或女性 $\geqslant$ 55 岁)、吸烟、早发心脑血管疾病家族史、肥胖(BMI $\geqslant$ 28 kg/ m^2)、血脂异常等。

(4)高血压和糖尿病同时存在。

(5)单个危险因素很严重,如家族性高胆固醇血症、高血压Ⅲ级。

(6)高血压伴明显的靶器官损害,如左心室肥厚、颈动脉内中膜厚度增加、微量蛋白尿、肌酐水平轻度升高等。

一级预防除服用阿司匹林和他汀类药物外,还应在改变生活方式(如戒烟酒、少吃、多活动、心理调整)的基础之上,积极控制各种相关危险因素,如高血压、糖尿病、血脂紊乱等。同型半胱氨酸不是主要危险因素,不一定进行常规筛查和常规干预。目前,科学研究也没有发现营养保健品(如各种维生素、鱼油、抗氧化剂等)具有明确的心血管保护作用。

阿司匹林与出血

每年阿司匹林导致出血性卒中风险人数约为 0.3/1000,颅外和 / 或胃肠道出血人数为 0.7/1000。

阿司匹林导致胃肠或者颅内出血的主要危险因素包括：大剂量长期使用、高龄、高血压、消化不良、疼痛、溃疡、消化道出血病史、肝肾功能不全、同时使用非甾体抗炎药或者抗凝药、血小板减少症、出血体质、既往出血病史、吸烟和饮酒等，另外幽门螺杆菌阳性也可能是危险因素。

口服阿司匹林之前应常规评估出血风险，积极处理可以逆转的危险因素，如控制好血压，停用有关药物，治疗消化道疾病和口服质子泵抑制剂（PPI），戒烟酒等。

风波该平息了

ARRIVE 研究负责人，哈佛大学的 Gaziano 教授 2005 年在中国演讲时，笔者有幸作为会场翻译。"中危患者"如何定义，中危患者使用阿司匹林是否获益正是他希望解决的问题之一。

ARRIVE 研究入选的对象都是尚未患动脉粥样硬化性心血管疾病的中危患者，也就是预期 10 年 ASCVD 事件风险水平 5%~10% 的患者，平均随访 60 个月，目的是为了明确中危患者使用阿司匹林进行一级预防的效果和安全性。研究结果显示阿司匹林与安慰剂对照比较获益不增加，严重不良反应两组相似，进一步证实了既往的推荐是正确的，也就是高危患者使用阿司匹林进行一级预防，中危患者不使用。

值得注意的是，ARRIVE 研究中，所谓中危患者实际事件发生率明显低于预期，实际上这部分"中危患者"就是低危患者。也就是说，他们不吃阿司匹林也没有几个出问题的，阿司匹林当然也就显不出什么作用来了。

临床试验是在良好组织、管理和控制下进行的，包括改善生活方式和使用他汀类药物。但现实中患者不太可能依从性这么好，吸烟和随意饮食更为常见，心血管事件的风险实际上要高于临床研究。

也就是说,部分对生活习惯不太注意的中危患者也可能从阿司匹林获益。

ASCEND 研究纳入的都是尚未发生动脉粥样硬化性心血管疾病的糖尿病患者,其中多数为中危患者,高危患者只占 20%,平均随访时间 7.4 年。结果显示,阿司匹林组首次发生严重 ASCVD 事件显著低于安慰剂组(8.5%：9.6%),但同时主要出血风险也明显增加(4.1%：3.2%),表面看获益和风险大致抵消,阿司匹林似乎白吃了。

中危患者本来从阿司匹林获益就不明显,出现阴性或者阿司匹林无效的结果是可以接受的,但该研究中使用阿司匹林确实是可获益的,是能够减少严重事件发生的。实际上可以间接推测,它对于部分中危患者可能有效,尤其是糖尿病患者。

再分析一下出血问题, ASCEND 研究中大部分为胃肠道出血(约占 41%),但胃肠道出血是可以预防的,高出血风险可以使用质子泵抑制剂(PPI)预防。该研究未强调出血评估和 PPI 的使用,现实中医生在使用阿司匹林之前都会评价出血风险,提前采取预防出血的措施,因此实际出血发生率应该低于 ASCEND 研究。况且, ASCEND 研究中的阿司匹林不增加致死性出血和出血性卒中风险,这与既往研究结果是一致的。

编后: ARRIVE 和 ASCEND 两项临床试验实际上进一步明确了阿司匹林在心血管事件高危人群中一级预防的作用,而中、低危患者使用阿司匹林的获益有限,甚至被潜在的出血风险抵消。

临床实际工作中,除了进行 10 年心血管事件危险分层,并基于危险分层进行一级预防以外,还应强调各种危险因素的综合管控。如果控制不好,即便中等危险也可以考虑使用阿司匹林进行一级预防。

对于出血风险也应常规评估,并针对预测的出血风险采取相应措施,以保证阿司匹林使用的安全性,确保阿司匹林在一级预防中的获益大于风险。

目前,阿司匹林仍是动脉粥样硬化性心血管疾病二级预防和高危患者一级预防的基础用药。阿司匹林没有过时,阿司匹林的神话将继续延续下去。

第 28 章　静脉血栓的实验监测

门剑龙　任　静

静脉血栓栓塞症(venous thromboembolism，VTE)的实验监测主要包括功能实验和生物标记物，涉及血管内皮系统、血小板系统、凝血系统、抗凝血系统和纤维蛋白溶解等多个系统，应用于排除诊断、危险度评估、辅助诊断和抗栓药物监测等方面。在许多情况下，实验室监测还是血栓疾病"求因"的手段，从机制上解释驱动血栓形成的原因，从微观维度审视血栓的形成，实现对患者的个体化评估和干预。

排除诊断

还没有哪项血栓化验指标可以直接诊断血栓，但有一些项目与临床验前概率评分(如 Well 评分、4Ts 评分等)相结合，能实现排除诊断，这样的项目有 D-二聚体和肝素诱导的血小板减少症抗体。

1.D-二聚体

纤维蛋白凝块被纤溶系统降解，产生多种降解碎片，其中就有 D-二聚体。作为特异性的纤维蛋白降解产物，其血浆浓度的变化与纤维蛋白负荷密切相关，是敏感反映血栓风险的重要标记物。

D-二聚体用于对静脉血栓排除诊断，有高度敏感性和极佳的阴性预期值。对于验前概率评分(如 Wells 评分或 Geneva 评分)为低中度可能性的患者，D-二聚体阴性可排除静脉血栓(同样适用于有血栓病史的患者)。基于多年的研究，排除诊断的临界值多为 500 ng/mL FEU，但对于老年人和癌症患者，需上调临界值水平以提高诊断性能(>

50 岁患者,年龄 × 10)。

在临床实践中,各种 D-二聚体检测技术对静脉血栓排除诊断的敏感度和特异度差异很大,其中酶联免疫吸附试验、酶联荧光分析、高敏定量微粒凝集法和化学发光法有高度敏感性,能实现有效且安全的排除诊断。床旁即时检验(point of care testing, POCT)的 D-二聚体检测方法(多为半定量检测方法)缺乏数据,安全性尚未明确。因此医生应了解本医疗机构所使用的 D-二聚体检测方法的诊断性能,避免潜在的漏诊隐患。

2. 肝素诱导的血小板减少症抗体

肝素诱导的血小板减少症(heparin induced thrombocytopenia, HIT)是一种由抗体介导的肝素副反应,临床主要表现为血小板减低,严重者可发生静、动脉血栓。

HIT 的诊断依赖 4Ts 评分和 HIT 抗体检测。

对于疑似 HIT 患者,目前共识是首先使用 4Ts 评分(验前概率评分)进行危险度分层,为排除诊断和快速临床干预提供初步依据。

4Ts 评分是由血小板减少的数量特征(thrombocytopenia)、血小板减少的时间特征(timing of onset)、血栓形成特征(thrombosis)以及是否存在其他导致血小板减少的原因(other cause of thrombocytopenia)四个要素构成,可将疑似患者分为低、中、高度临床可能性,其中 ≤ 3 分为低度,4~5 分为中度,6~8 分为高度。低度可能性的患者可排除 HIT,对于有中、高度可能性的患者应继续评估(推荐检测 HIT 抗体)。

需注意:①患者信息不完整或不正确易导致 4Ts 评分偏高和过度治疗;②4Ts 评分的诊断特异性不足,单纯依赖 4Ts 评分易造成过度诊断;③4Ts 评分对心脏外科手术、重症监护和活动性癌症患者评估不够准确;④4Ts 评分应动态使用。

4Ts 评分为低度可能性的患者,可排除 HIT 诊断,不需进行 HIT 抗体检测和多次血小板计数。4Ts 评分为中、高度可能性的患者,应检测 HIT 抗体。

HIT 抗体检测包括混合抗体(IgG、IgA、IgM)和 IgG 特异性抗体两种检测。混合抗体的特异性较低,但敏感性高,如阴性,可排除诊断 HIT;IgG 抗体的特异性高,如阳性,在设定合理临界值的基础上,结合 4Ts 评分可确诊。

HIT 抗体(包括混合抗体和 IgG 特异性抗体)为阴性,可排除 HIT。

中度可能性患者,如 IgG 特异性 HIT 抗体阳性,HIT 可能性大。

高度可能性患者,如 IgG 特异性 HIT 抗体阳性,可确诊 HIT。

风险评估

用于筛查静脉血栓风险的生物标志物不断涌现,但其中有明确价值的标志物却较少。目前,我们已了解 D-二聚体、凝血因子Ⅷ、狼疮抗凝物等指标与 VTE 风险增加密切相关。

1.D-二聚体

血浆 D-二聚体浓度变化与血栓栓子的纤维蛋白负荷、血栓风险、抗凝治疗有效性显著相关,在临床上可作为识别高凝状态和预测血栓(复发)风险的工具。由于 D-二聚体的半衰期约为 8 小时左右,所以无论哪种情况下,血液中有高浓度 D-二聚体都意味着持续性的凝血活化和纤维蛋白生成,其意义根据临床状况而不同。

D-二聚体浓度在手术后可显著上升,存在的问题是,手术造成的组织损伤引起的 D-二聚体增高往往掩盖了病理性的增高,使临床难以凭借 D-二聚体在术后最初阶段评估静脉血栓风险,因此选择恰当检测时机非常重要。外科术后 D-二聚体增高特征与手术类型有关,其中普通外科术后,如患者无其他叠加的血栓风险,D-二聚体往往在 5~7 天左右达到峰值,然后逐渐减低;骨科大手术后,D-二聚体往往持续增高至 10 天以后甚至更久（此类患者有多重血栓风险，不能短时间内去除）；心外搭桥手术后，D-二聚体通常在术后 14~30 天达到峰值，然后缓慢降低。无论何种手术，只要在术后 D-二聚体浓度居高不下甚至持续增高，则强烈提示血栓风险（此时的主动抗凝治疗是非常必要的）。

对于已进行了 3~6 个月抗凝治疗的女性患者（第 1 次发生静脉血栓，已经消除了各种血栓诱因），如血浆 D-二聚体浓度恢复正常，就可基本确认该患者短期内血栓复发风险很低（考虑停止抗凝治疗）。如果是男性，即使 D-二聚体呈阴性，一些患者的血栓复发风险仍存在（需做全面评估）。

目前，血浆中 D-二聚体浓度增高已被证明与癌症预后密切相关，特别是癌组织有高度侵袭性（包括癌细胞血路转移）时，D-二聚体多表现为进行性增高，患者的静脉血栓风险会非常严重。对于尚未发生静脉血栓的活动性肿瘤患者，医生应关注血栓危险度，作为进行预防性抗凝给药的依据。根据国内外的研究，D-二聚体评估癌症患者静脉血栓危险度的临界值应高于排除诊断的临界值，如 1400~1500 ng/mL（由于 D-二聚体检测系统间的差异，需通过建立队列研究确定临界值）。

2. 凝血因子Ⅷ

凝血因子Ⅷ是血浆大分子蛋白，在凝血级联反应过程中，活化的因子Ⅷ（FⅧa）作为因子Ⅸa 辅因子，在 Ca^{2+} 和磷脂存在的情况下，激活因子 X 为 X a，放大凝血效应。

凝血因子Ⅷ与静脉血栓风险相关，且血栓风险与因子Ⅷ活性呈剂量依赖性，这种现象广泛存在于随机患者、癌症患者以及妊娠期患者中。既往研究显示，因子Ⅷ活性增强可促进静脉血栓患者血中凝血酶的生成，造成有血栓病史患者血栓复发概率。癌症患者中，因子Ⅷ活性处于高水平还与不良临床结局相关。目前，因子Ⅷ与静脉血栓危险度分层的相关性尚不清晰，其在静脉血栓急性期显著升高时，难以鉴别是属于急性期反应或是病理性高凝状态（许多患者的因子Ⅷ增高还与血浆中高浓度的 vWF 相关)。此外,因子Ⅷ的先天性增高可能是非洲人群的常见易栓风险。

3. 狼疮抗凝物

狼疮抗凝物是强烈的促凝物质,可导致静、动脉血栓栓塞。在临床上,狼疮抗凝物阳性常见于成年女性患者,在抗磷脂综合征、系统性红斑狼疮等自身免疫性疾病时阳性率高,感染性疾病、肝炎、实体肿瘤、白血病、真性红细胞增多症或使用某些药物的患者血浆中也可短暂出现。

狼疮抗凝物是诊断抗磷脂综合征的重要实验室指标,通常连续两次以上在血浆中检出狼疮抗凝物即可确诊(两次间隔 12 周,这一点在临床上很难实现),检测两次的目的是避免假阳性导致的过度诊断。狼疮抗凝物检测应被限定于有抗磷脂综合征高度临床可能性的患者,以避免过度检查。同时医生在检测前或解读结果时,需充分考虑到抗凝药物、凝血缺陷病可能影响检测数据的可靠性,实验室应在检测报告中明确给出阴性或阳性的结论。

由于目前还没有任何一种试验可以覆盖全部抗磷脂抗体,临床上往往采用一组试验来进行筛查。因此,完整的抗磷脂综合征实验室检查至少包括狼疮抗凝物、抗心磷脂抗体和抗 β_2- 糖蛋白 I 抗体,其中狼疮抗凝物阳性会使各类血栓风险都明显增高。当狼疮抗凝物、抗心磷脂抗体(IgG 或 IgM)和抗 β_2- 糖蛋白 1 抗体(IgG 或 IgM)三项同时阳性,患者血栓栓塞和血栓复发的风险最高(即使是无明显症状的患者)。

狼疮抗凝物试验,应选择不同原理的检测方法进行筛选试验、确认试验和混合试验,通常用稀释的蝰蛇毒时间(dilute Russell viper venom time, dRVVT)和硅土凝固时间(silica clot time, SCT)作为筛选试验、确认试验的优选组合,以提高诊断的可靠性。

辅助诊断与求因

临床在诊断血栓或发现高凝状态后,需要进一步探寻诱因或驱动要素,这对于有潜在风险和遗传性血栓疾病的治疗和远期预防尤为重要。

已确诊的血栓患者,医生需继续分析患者的疾病成因(特别是探寻隐匿风险),这是一个求因的过程,通过求因,我们力图解决的问题包括:①导致血栓形成的核心要素是什么? ②这些核心要素是如何影响疾病发展走向的? ③这些核心要素对治疗是否有干扰?

通过综合评估来梳理主要和次要风险(尤其是可逆的血栓风险要素,如外科手术、创伤、急性内科疾病等),推导出患者发生血栓的驱动机制,这是完善或修订急性期的治疗方案、预防血栓复发和长期用药管理的关键环节。同时也需注意探寻潜在的疾病,如癌症、抗磷脂综合征、炎症性肠病等,因为此类患者往往需要长期的用药管理。就疑似遗传性易栓症而言,求因的结果往往影响着治疗方案、药物选择、治疗持续时间。此外,有很多的患者在短时间内找不到明确的诱发血栓的原因,这需要进行持续性的随访,尽可能获得相关信息,以梳理血栓发生的脉络,为完善治疗和预防方案提供依据。

遗传性血栓因素有鲜明的种群特征,在东亚的易栓症患者中,遗传性蛋白C、蛋白S和抗凝血酶缺陷的发生率最高,但也有一部分患者是少见类型的缺陷,如蛋白C基因缺陷(rs146922325、rs199469469)、因子XI基因缺陷(rs2289252、rs2036914)、异常纤维蛋白原血症(rs2066865)、纤溶酶原活化抑制物-1基因突变(rs1799762)、同型半胱氨酸血症(rs1801133)、纤溶酶原缺陷、组织型纤溶酶原缺陷症、凝血酶调节蛋白THBD基因突变(rs16984852)或血红蛋白病(HbS、HbS和HbE)等,上述遗传缺陷对任何年龄段的人群都是独立的或潜在的血栓风险。欧洲高加索人种的常见突变是V因子Leiden突变和凝血酶原20210A基因突变,这两种基因缺陷在东亚人群中非常罕见。

在进行遗传性缺陷的实验室检查前,需详尽分析是否存在获得性风险因素。对于疑似易栓症患者,排除常见的获得性缺陷后,应根据病史、临床表现、家族史甚至社会行为选择实验室检查,其中青壮年患者发生血栓是遗传性易栓症的重要特征,因此接受抗凝血蛋白检查的患者应经过医生筛选。不加甄别地对所有患者进行普筛,无助于提高检出率,还有过度诊断和资源浪费之嫌。检测适应证包括:低龄发病、少见栓塞部位、复发性病理妊娠、无明显诱因的特发性静脉血栓以及华法林相关栓塞等,同时家族史中父系或母系的受累家属数量≥2 个明确病因的或无诱因的静脉血栓也有助于确定是否有遗传风险。如未发现抗凝血蛋白异常,可逐步筛查其他遗传缺陷,发现阳性结果时,应尽可能对有疑似病史的家族一级亲属进行补充检查。

抗凝监测

抗凝药物的实验监测有两个目的,其一是评估抗凝效果,确保治疗的有效性;其二是监测出血风险,避免致命事件发生。在临床上通常使用的抗凝药物中,传统药物基本都需要进行常规性的监测(如华法林和普通肝素),而低分子肝素和新型的口服抗凝药物不需要常规监测,用于血栓急性期治疗的直接凝血酶抑制剂(如比伐芦定和阿加曲班)则需要依据临床使用目的来选择监测手段。

凝血酶原时间(PT)和活化的部分凝血活酶时间(APTT)是颇有些历史的传统凝血功能试验,早期用于筛查出血性疾病,随着抗凝药物广泛使用,又担负了为抗凝治疗保驾护航的角色。比如 PT 原先用于筛查凝血因子Ⅶ缺陷,后来成为华法林的常规监测试验;APTT 原先用于筛查血友病,后来是普通肝素的常规监测试验。PT 和 APTT 虽然是粗糙的功能试验,但能敏感反映抗凝药物对人体凝血功能的抑制程度,帮助医生进行剂量调整,同时还可预警出血风险。随着新型药物的出现,某些 PT 检测系统可进行利伐沙班的安全性监测,某些 APTT 检测系统可进行达比加群酯的安全性监测(蝰蛇毒凝血试验、稀释法凝血酶时间是监测达比加群酯的适合方法,但尚未获批用于临床)。

抗 -FXa 试验早先是用于检测低分子肝素抗凝活性的手段,在特定情况下(妊娠、低体重、严重肾损害等)评估药代动力学变化,确保治疗的安全性。近年来,利伐沙班、阿哌沙班的临床使用日益增多,在一些特殊临床情况下,如大出血、硬膜外间隙阻滞麻醉、急性卒中需溶栓治疗、使用影响抗凝药代谢的药物、胃肠道吸收营养不良、急性肾损害、急诊外科手术、药物过量、体重过低或超重、抗凝治疗失败、高龄等,上述情况时药代动力学和半衰期均有变化,导致出血风险增加,所以采用抗 -FXa 试验(经特定标准血浆校准曲线)进行检测,可以推导出血药浓度,进而帮助医生了解患者的个体化特征,指导药物剂量的适度调整。

更多内容详见第 29~33 章。

编后:实验室监测既是血栓疾病求因的手段,又是治疗和预防过程中伴随诊断的重要工具。拨开迷雾看本质,这是血栓试验所承载的主要功能。

第 29 章　抗凝药物和监测概述

雷　平　门剑龙　任　静　张珠博

抗凝药物是凝血过程的阻断剂,通过抑制其中某一个或几个凝血因子,阻止凝血效应放大,以实现治疗或预防血栓的目的。根据抗凝原理,抗凝药物大致有两类,一类是传统的维生素 K 拮抗剂(如华法林),能抑制维生素 K 及其 2,3- 环氧化酶的相互转化,减少血中凝血因子的合成;另一类是 X a 抑制剂和凝血酶抑制剂,是通过抑制因子 Xa 和(或)凝血酶来限制凝血过程(分为直接起效和间接起效)。根据给药方式,这些抗凝药物又可以分为胃肠外和口服两种。

抗凝治疗的源起

1937 年,瑞典的 Craford 和加拿大的 Murray 报道了肝素能有效预防心脏手术和创伤后的血栓形成。1954 年,美国 FDA 批准华法林用于手术后血栓预防。1959 年,英国伯明翰的 Sevitt 和 Gallagher 发表了对急性致死性肺栓塞患者进行血栓预防的研究。这一时期,瑞典医生将糖精加工过程中产生的副产品(右旋糖酐)作为血容量扩张剂,以增强外周血流和预防血栓,并使用了几十年。

其实找到一种能够有效阻断凝血过程的药物并不困难,真正的挑战是,在抗凝治疗的同时,如何让被抑制的人体凝血系统还能维持最基本的止血能力(这一点才是抗凝药物能否成功的关键)。虽然目标简单,但实现困难,所以在华法林用于抗栓治疗 30 多年后,低分子肝素才临床应用,又过了大约 20 年,新型的口服抗凝药终于陆续出现。

近 10 年间,无论是胃肠外抗凝药还是口服抗凝药,在临床实践中都取得了巨大进步。胃肠外抗凝药由于起效快,多用于血栓预防和血运重建期间的早期治疗。在多种类型的血栓治疗中,普通肝素逐渐被低分子肝素、磺达肝癸钠或比伐芦定所取代。口服抗凝药更适用于长期抗凝治疗,维生素 K 拮抗剂(vitamin K antagonists, VKAs)也同样正逐渐被新型口服抗凝药取代(如利伐沙班、阿哌沙班和达比加群酯等)。目前抗凝药物的总体发展趋势是药物靶点越来越单一,受干扰因素越来越少,有效性不劣于传统抗凝药物,而且安全性和便捷性更为优越。

胃肠外抗凝药物

在 20 世纪的 40~50 年代,人们发现用更小剂量的肝素可预防静脉血栓。1971 年, V. V. Kakkar 首创了小剂量肝素的治疗方式,经治疗后静脉血栓发生率从 26% 降至 4%。

抗凝治疗始于 20 世纪前半叶,普通肝素和华法林是医生仅有的选项,直到 20 世纪 80~90 年代,低分子肝素、磺达肝癸钠和比伐芦定逐渐得以应用。普通肝素抗凝效果优异,但受影响因素较多,静脉输注,还需常规性监测凝血功能以维持疗效和安全性。相较而言,低分子肝素和磺达肝癸钠凭借固定剂量给药(或根据体重做剂量调整)、皮下给药方式、药代动力学稳定、无须常规监测等优势,使治疗变得更为安全和便捷(能实现院外治疗)。

1976 年,52 名全髋关节置换患者分别随机接受低分子肝素联用二氢麦角胺、小剂量肝素或安慰剂治疗,结果显示深静脉血栓发生率分别为 16%、32% 和 69%。到了 1982~1985 年间,临床已形成共识:低分子肝素对于预防外科手术患者静脉血栓是安全和有效的。

与普通肝素相比,低分子肝素有更长的半衰期和更好的皮下吸收(生物利用度高),很少与血浆蛋白和血小板结合,进行血栓预防时可以每天只注射 1 次,且不易引发肝素诱导的血小板减少症(HIT)。此后,磺达肝癸钠应用于临床也显现出优异的临床获益 - 风险比,还可以作为治疗 HIT 的优选药。在静脉血栓的预防和治疗,以及癌症患者静脉血栓防治领域中,低分子肝素及磺达肝癸钠逐渐取代普通肝素而成为一线药物。

再晚一些出现的比伐芦定因有良好有效性及安全性,在经皮冠状动脉介入治疗(percutaneous coronary intervention, PCI)或体外循环中可作为普通肝素的替代药物。在发生 HIT 时,比伐芦定还是优选的急性期治疗药物。研究显示,普通肝素和比伐芦定在血栓急性阶段的短期抗凝效果优于低分子肝素,还可在 PCI 或体外循环时,根据床旁凝血试验(ACT)调整剂量。

口服抗凝药物

华法林是一种香豆素类化合物,能抑制维生素 K 及其 2,3- 环氧化酶的相互转化,阻止凝血因子的前体物质 γ- 羧基化,使血中 II、VII、IX 和 X 等四个维生素 K 依赖性凝血因子显著减少。在过去几十年中,华法林被广泛用于静脉血栓栓塞症的一、二级预防,以及动脉血栓和心腔内血栓的预防和治疗。

2008 年以来,具有安全、有效和便捷优势的新型的口服抗凝药开始应用,在静脉血栓治疗和预防领域逐渐与低分子肝素争夺市场份额。新型的口服抗凝药物的命名和英文缩写一直在变化,这也是临床对此类药物认知逐渐深刻的过程,现阶段,"DOACs" 和 "NOACs" 是多部国内外指南使用的缩写。常用缩写包括以下几种:

新型口服抗凝药(novel oral anticoagulants,NOACs)

新型口服抗凝药(new oral anticoagulants,NOACs)

新型直接口服抗凝药(new direct oral anticoagulants,NOACs)

非维生素 K 拮抗口服抗凝药(non-vitamin K antagonist oral anticoagulants,NOACs)

新型直接口服抗凝药(new direct oral anticoagulant agents, DOACs)

直接起效口服抗凝药（direct acting oral anticoagulants，DOACs）

直接口服抗凝药（direct oral anticoagulants，DOACs）

靶向口服抗凝药（target-specific oral anticoagulants，TSOAs）

口服抗凝药适用于长期抗凝的患者，华法林抗栓效果极佳，但有诸多影响和限制，包括药物起效慢，服用剂量受基因多态性（药物代谢）、饮食和膳食补充剂、药物的影响，因此不易稳定。使用华法林需要定期监测 INR，但定期化验监测比较麻烦，使患者依从性不好。也正是由于华法林这类药物的局限性，最终促进了新型口服抗凝药物的发展。第一种药物——希美加群，问世后的临床实践并不顺利，曾在欧洲获批临床使用，但由于有潜在的肝毒性被撤回。随后多种 DOACs（达比加群酯、利伐沙班、阿哌沙班等）纷纷问世，取得了很大的成功，这些 DOACs的抗凝作用至少与华法林相当，同时有更高的安全性和便利性，目前已在多种适应证中成为华法林的替代选项。

DOACs 有剂量固定、影响因素少、无须常规监测等优势，较华法林更便于管理。在常规用药后，DOACs 疗效与华法林类似甚至更好，同时也更安全，严重出血少，出血程度更轻。所以对大多数非瓣膜房颤患者的卒中预防、非活动性癌症患者（合并低危静脉血栓风险）的治疗可优先考虑 DOACs。

DOACs 在临床上仍有亟待解决的问题，尤其是目前许多医生为了降低出血风险，给非瓣膜房颤和静脉血栓患者使用较低剂量，这可能会造成高危患者血栓发生或复发风险增加。还需注意，在老年患者中，由于体内药物清除更慢，DOACs 相关大出血率较高。

抗凝药物的实验监测

虽然抗凝药越来越安全，但由于临床情况复杂，患者个体差异极大，所以没有什么抗凝药物是绝对安全的，没有哪一种抗凝药完全不需要监测，只是有些需要常规监测，有些只需要在特殊情况下进行监测。

抗凝治疗的同时也存在明显的副作用，最常见的是出血（严重者可致命），因此预测和连续评估出血风险，仍是临床进行抗凝治疗的重要基础，此时的实验室监测显得尤为重要。抗凝治疗中还有一些相对少见的问题（但往往后果很严重），如肝素诱导的血小板减少症、药物相关基因多态性、联合用药对药代动力学干扰等，都会显著影响临床抗凝治疗有效性和安全性。随着实验室检测技术的不断丰富，利用功能试验、基因检查等手段能敏感准确反映抗凝治疗的效果和药代动力学特征，同时基因检查技术还能预测患者在特定情况下潜在的药物代谢异常。

华法林和普通肝素就是需要常规监测的抗凝药。这两种药物的共同特点是药物作用的靶点多（华法林 FII/VII/XI/X，普通肝素 F II a/ IX a/ X a/ XI a/ XII a），影响因素多、个体差异大，在用药时必须进行连续监测，以确保治疗的安全性和有效性。华法林使用 INR 监测，在评估药代动力学时还可检查 CYP2C9、VKORC1、CYP3A4 等药物代谢基因。普通肝素的监测试验与药物剂量相关，小剂量不需监测，中等剂量用 APTT 监测，大剂量用 ACT 监测，对特殊人群进行药效学评估时使用抗 -FX a 试验。

源自医学实验室的 INR 数据是可靠的，能用于指导华法林的剂量调整；源自床旁检验的 INR 仅能用于 <2 或 >4 时的预警。

不同检测系统的 APTT 无统一标准，所以参考值不同，使用 APTT 比值（APTT-R）是目前的趋势。APTT 的治疗范围是维持基线值的 1.5~2.5 倍。需注意，即使在治疗范围内，也可出现严重出血。

低分子肝素通常安全有效，不需常规监测，但在特殊情况下监测，需用抗 -FX a 试验评估药代和药效学情况。需监测的特殊情况包括（但不限于）：严重出血或出血倾向、体重超重、低体重（男 <57kg，女 <45kg）、出血风险增加、肾损害（肌酐清除率 <30 mL/min）、合并用药、高龄、孕妇。

应用预防剂量低分子肝素时，不需常规监测。

磺达肝癸钠根据体重做剂量调整，每日 1 次皮下注射，通常不需监测。

孕妇在必要时需进行抗 -FXa 监测。在对发生急性静脉血栓的孕妇进行治疗时,应考虑在给药初期即监测抗 -FXa 试验。在治疗开始的第 1 个月,低分子肝素皮下注射后 4 小时,目标值为 0.6~1 kU/L。通常血浆中抗 -FXa 活性的峰值出现在皮下注射 4 小时后,谷值出现在下一次给药前;每日 2 次给药(妊娠期常见模式)的目标值为 0.6~1 kU/L,每日 1 次给药的目标值为 1~2 kU /L。如孕妇心脏安装了机械瓣膜,使用调节量的低分子肝素,则需借助抗 -FXa 试验以调整药物剂量达到皮下注射 4 小时的水平;如孕妇使用调节量的普通肝素,抗 -FXa 活性应为 0.35~0.7 kU/L。对超重的妇女或肾脏疾病患者可考虑监测抗 -FXa 活性,但不推荐常规监测。

DOACs 通常安全有效,不需常规监测,但在特殊情况下监测,需通过相关试验来评估药代和药效学情况。需监测的特殊情况包括:可能致命的大出血、硬膜外间隙阻滞麻醉、急性卒中患者需溶栓治疗、使用影响 DOACs 代谢的药物、胃肠道吸收营养不良、急性肾损害、急诊外科手术、药物过量、体重过低或超重、抗凝治疗失败、高龄等。其中利伐沙班优选抗 -FXa 试验测定血药浓度,也可用 PT 来粗略评估安全性(观察结果需使用"秒"或 PT 比值,而非 INR);阿哌沙班只能使用抗 -FXa 试验(阿哌沙班血浆校准);达比加群酯的优选监测试验应是蝰蛇毒凝血时间(ecarin clotting time,ECT)和稀释的凝血酶时间(dilute thrombin time,dTT),但由于在国内暂无商品化试剂,因此可使用 APTT 来粗略评估安全性(适用于评价 110 mg bid,150mg bid 不适用),此外 TT 由于对达比加群酯高度敏感,可用于鉴别药物在血液中的残留活性。

使用抗 -FXa 试验监测利伐沙班,需使用商品化的利伐沙班进行校准。

使用 PT 监测利伐沙班之前,应首先评估 PT 试剂对利伐沙班的敏感性。口服 4 小时测定峰值,PT(秒)通常较基线值约 2 倍延长。如谷值时段 PT 延长,提示出血风险(这一点是体现 PT 监测利伐沙班的价值)。

在使用 APTT 监测达比加群酯之前,应首先评估 APTT 试剂对该药物的敏感性。用口服 2~3 小时测定峰值,APTT-R 通常较基线值约 2 倍延长;如谷值时段 APTT-R 增高,提示出血风险。

比伐芦定和阿加曲班的药物半衰期短,需及时评估疗效和安全性,在不同临床治疗背景下,采用不同的监测手段。

比伐芦定在冠脉介入和冠脉搭桥时用 ACT 监测;在 HIT 急性期治疗用 APTT 监测;在 HIT 稳定期桥接华法林时,用 INR 监测。

阿加曲班在慢性动脉闭塞症、缺血性脑梗死急性期、抗凝血酶缺乏且需体外循环抗凝治疗、肾脏替代治疗和 HIT 急性期治疗监测时用 APTT;在冠脉介入时用 ACT 监测;在 HIT 稳定期桥接华法林时,用 INR 监测。

抗凝药物实验监测的基本特点,见表 29-1。

表 29-1　抗凝药物实验监测的基本特点

药物种类	监测说明
华法林	药物特点:多靶点药物(降低血浆中因子 II、VII、XI、X 的水平),但影响因素多,药代学和药效学个体差异大,治疗窗窄,需常规监测 INR,必要时可检查药物代谢基因以指导剂量调整。 主要试验:INR,必要时可检测 CYP2C9、VKORC1、CYP3A4 等。 注意事项:来源于实验室的 INR 可靠,可用于指导华法林的剂量调整;床旁检验的 INR 仅能用于华法林监测 <2 或 >4 时的预警。
普通肝素	药物特点:多靶点药物(抑制血浆中因子 IIa、IXa、Xa、XIa、XIIa),但影响因素多,药代学和药效学个体差异大,中等剂量和大剂量均需常规监测。 主要试验:APTT、活化凝血时间(ACT)、抗 -FXa。 注意事项:APTT 用于监测中等剂量普通肝素,大剂量时用 ACT 监测,复杂临床情况下评估药效学时用抗 -FXa。

(待续)

表 29-1(续)

药物种类	监测说明
低分子肝素	药物特点:药物靶点为Ⅹa和Ⅱa(以抑制Ⅹa为主),药代学和药效学稳定,不需常规监测,但在特殊情况下应通过检测anti-FXa评估药效学情况以指导剂量调整。 特殊情况:包括严重出血或出血倾向、体重超重、低体重(男 <57kg,女 <45kg)、出血风险增加、肾损害(肌酐清除率 <30 mL/min)、合并用药、孕妇、高龄。 主要试验:anti-FⅩa。
利伐沙班	药物特点:单靶点药物,抑制Ⅹa。药代学和药效学稳定,不需常规监测,但在特殊情况下应通过检测血药浓度评估药代动力学情况以指导剂量调整。 特殊情况:可能致命的大出血、硬膜外间隙阻滞麻醉、急性卒中患者需溶栓治疗、使用影响利伐沙班代谢的药物、胃肠道吸收营养不良、急性肾损害、急诊外科手术、药物过量、体重过低或超重、抗凝治疗失败、高龄。 主要试验:anti-FⅩa(利伐沙班血浆校准)、PT(秒)。 注意事项:PT监测利伐沙班时,只能用"秒",不能用 INR。
达比加群酯	药物特点:单靶点药物,抑制Ⅱa(直接凝血酶抑制剂)。药代学和药效学稳定,不需常规监测,但在特殊情况下应通过检测药物抗凝活性以指导剂量调整。 特殊情况:可能致命的大出血、硬膜外间隙阻滞麻醉、急性卒中患者需溶栓治疗、使用影响利伐沙班代谢的药物、胃肠道吸收营养不良、急性肾损害、急诊外科手术、药物过量、体重过低或超重、抗凝治疗失败、高龄。 主要试验:蝰蛇毒凝血时间(ECT)、稀释的凝血酶时间(dTT)、APTT、凝血酶时间(TT)。 注意事项:①ECT 和 dTT 虽然被证明能有效检测达比加群酯,但由于在国内尚未获得 CFDA 的注册证,不能在临床使用;②APTT 可用于评价 110 mg bid 的达比加群酯(150mg bid 不适用);③TT 对达比加群酯高度敏感,所以不能用于评估安全性和有效性,但可用于检测停药后血液中是否有残余的抗凝活性。

(待续)

表 29-1(续)

药物种类	监测说明
比伐芦定	药物特点:单靶点药物,与血浆中的游离凝血酶以及血栓栓子中的凝血酶特异结合,对凝血酶产生可逆性的抑制作用(直接凝血酶抑制剂),半衰期短(25 分钟),终止给药后,凝血酶可通过酶解比伐芦定 Arg3-Pro4 之间的肽键恢复生物活性,出血风险低。 主要试验:中等剂量用 APTT 监测,大剂量时用 ACT 监测。血浆中的比伐芦定有肾脏和蛋白酶降解两种清除途径,因此药物清除与肾小球滤过率紧密相关,对有中、重度肾功能损伤的患者,应使用 ACT 监测比伐芦定的抗凝效果。在与华法林重叠使用时,用 INR 监测。 注意事项:目前 ACT 检测设备品牌各异,检测流程和试剂不一,难以形成统一的标准,测定结果在不同方法学间差异显著。
阿加曲班	药物特点:单靶点药物,是人工合成的左旋精氨酸的哌啶羧酸衍生物,分子量小,分子结构特殊,与凝血酶活性中心多维结合,对凝血酶有高度选择性,能与血液中游离的凝血酶和血凝块中的凝血酶结合,可逆性地抑制凝血酶活性(直接凝血酶抑制剂),半衰期短(45 分钟),终止给药后可迅速恢复活性,出血风险低,主要在肝脏代谢。 主要试验:APTT 可随药物剂量增加而延长(但少见急剧延长),治疗范围维持在基线值的 1.5~3 倍,停药 2~4 小时后,APTT 恢复至原基线水平。在心脏手术使用大剂量阿加曲班时,可选择 ACT 进行监测。在与华法林重叠使用时,用 INR 监测。 注意事项:阿加曲班对孕妇和儿童的安全性尚不明确,故不宜使用;老年人生理功能降低,应酌情减量。

编后:抗凝治疗的本质是抑制过度的凝血活化(防治血栓),同时还要维持患者的基本止血能力(确保安全)。医生对于抗凝药物的合理使用,应是建立全面评估的基础上,其中对凝血机制的基本了解、对药物特性的准确把握尤为重要。要充分考虑到患者的治疗背景和个体特征,不冒进、不拘泥,即古人所说的"阵而后战,兵法之常,运用之妙,存乎一心"。

第 30 章　利伐沙班的实验室检测

门剑龙　张珠博　任　静

利伐沙班(rivaroxaban)是口服的因子Xa抑制剂,可剂量依赖性地抑制血浆游离因子Xa和凝血酶原复合物中的因子Xa以阻止凝血活化过程,实现对血栓的预防和治疗。作为直接口服抗凝剂(direct oral anticoagulants, DOACs),利伐沙班受干扰因素少,药代动力学稳定,因此不需常规监测。随着利伐沙班临床应用的日益广泛,在紧急状态或特殊情况下的安全性问题逐渐引起人们重视,许多医生倾向于使用较小的剂量以降低出血风险,结果又往往造成抗凝效果不足。这些问题困扰着医生,也很大程度上影响了药物的合理使用,利伐沙班监测的临床需求由此产生。目前需要解决的问题是:

(1)哪些服用利伐沙班的患者需进行药物监测?

(2)如何选择适合的检测项目?

(3)如何确定临界值以识别抗凝不足或出血倾向?

(4)利伐沙班对各种凝血实验会产生什么影响?

利伐沙班

利伐沙班抑制因子Xa是竞争性的,其与Xa的结合能力比其他丝氨酸蛋白酶高10 000倍,在口服后被迅速吸收,2小时内达到血浆浓度峰值,并在给药后2~4小时内达到最大抑制因子Xa活性的效果。利伐沙班的半衰期为5~13小时(其中高龄人群比青壮年人群半衰期长)。血浆蛋白结合率为92%~95%,在机体营养充足的状态下具有很高的生物利用度(80%~100%),禁食状态下生物利用度降低。利伐沙班是外排转运蛋白(P-糖蛋白)的底物,被 CYP3A4 同工酶代谢, 67% 由肾脏清除(原型及代谢形式)。

检测利伐沙班的必要性

尽管利伐沙班的药代动力学特征比传统抗凝药更可预测,但由于患者个体的代谢过程复杂,以及受到联合用药或肝、肾功能不稳定的影响,即使规定剂量给药,仍可能发生抗凝不足或抗凝过度。

现有药品说明书给出的血药浓度范围,是源自药物临床试验时检出的水平(而非经过临床验证),这就产生了一个奇怪的现象,即利伐沙班在正常使用时,血药浓度分布范围相当大(<20 ng/mL 至 >400 ng/mL),在谷值浓度和峰值浓度之间有重叠区,尤其是与治疗剂量(20mg)相比,预防剂量(10mg)的谷值、峰值浓度重叠范围更加明显。随着一些不明原因的药物安全性事件的出现,医生们开始怀疑,极低的谷值浓度和极高的峰值浓度,很可能会使情况复杂的患者面临血栓或出血风险。许多研究发现,即使没有明显的影响因素,一些患者血中利伐沙班仍会出现无法解释的低值或高值浓度,而这对急性或危重患者往往意味着风险。

检测指征

在既往的多数研究中,并没有设计特定的药物监测手段,所以一些医生曾认为利伐沙班不需进行实验室评估。但现实中的问题是,临床试验中的患者特征与真实世界的情况并不完全相符,如真实临床上的患者往往年龄更大,肾功能更差或有其他并发症,还可能正服用影响 P-糖蛋白转运或 CYP3A4 活性的药物,所有这些因素都会在不同程度上影响利伐沙班的血浆浓度(患者依从性差也是潜在风险),并可能增加出血倾向或血栓风险。越来越多的研究表明,在紧急或特殊情况下检测利伐沙班的血药浓度或凝血功能,可为临床用药提供有效指导。

检测利伐沙班血药浓度的适应证包括(但不限于):发生可能致命的大出血、接受硬膜外间隙阻滞麻醉、急性卒中患者需要溶栓治疗、同时使用影响利伐沙班代谢的药物、胃肠道吸收营养不良、急性肾损害、肝脏功能急性恶化、紧急外科手术、药物过量或中毒、体重过低或超重、抗凝治疗失败、对血栓或出血事件的疗效评估(如依从性问题或药物/治疗失败)等。

临界值

对于符合检测适应证的患者,医生们往往要通过血药浓度检测或凝血功能进行评估,以了解利伐沙班是否处于安全和有效的治疗范围。真实世界研究显示,在紧急临床情况下立即进行检测,患者是可以获益的,尤其是在执行有创性的检查或手术时,详尽评估患者的止凝血状态,对指导使用特异性逆转剂或止血药物具有重要价值。

需紧急接受有高度出血风险的有创治疗的患者,如血药浓度>30 ng/mL 时,需使用逆转剂;对于已发生严重出血的患者,如血药浓度 >50 ng/mL,则应考虑使用逆转剂。在发生危及生命的出血(包括颅内出血、主动脉瘤破裂等)和使用抗凝药逆转剂时,不要因等待检测结果而造成延迟治疗。此外,对利伐沙班的检测也有助于记录给药后患者止血能力的纠正情况,指导医生调整逆转剂的使用。

有研究显示,对于溶栓的患者,利伐沙班血浆浓度为 100 ng/mL 时,可作为评估急性脑梗死患者是否接受静脉输注 rt-PA 治疗的临界值。当利伐沙班血浆浓度 <20 ng/mL(或 30 ng/mL)时,推荐进行静脉内注射溶栓治疗;血浆浓度在 20~100 ng/mL 之间时考虑溶栓,而当血浆浓度 >100 ng/mL 时不宜溶栓。对于颅内动脉闭塞患者,推荐当血浆水平为 ≤ 100 ng/mL 时进行溶栓加血管内治疗,当 >100 ng/mL 时只能进行单纯血管内治疗。

尽管在围手术期不需要常规检测血药浓度,但对于使用利伐沙班的择期手术的患者,应明确抗凝效应是否已消失,尤其是在停用包括利伐沙班在内的 DOACs 后,不应仅考虑药物的半衰期,还应关注血浆中残留的药物浓度。

对于有高出血风险的外科手术或侵入性治疗,应通过检测确认患者体内残留的抗凝血活性是否完全消失。此外,合并多种干扰 DOACs 药代动力学因素的患者或治疗窗不确定的患者可从实验室检测中获益。

欧盟产品特征概要(Summary of Product Characteristics, SmPC)和美国食品和药物管理局(Food and Drug Administration, FDA)的提示信息显示,利伐沙班血浆浓度达 >30 ng/mL 时,在手术前 1~3 天就要停止经验治疗。另一方面,在手术前停用利伐沙班 ≥ 3 天时,几乎所有患者的血药浓度都 <30 ng/mL。服用利伐沙班的有中度肾损害的患者和同时使用抗心律失常药物的患者,应有较长的停药时间。

检测利伐沙班的主要方法

与目前依据年龄、肾功能和出血风险进行剂量调整的方式相比,人们更希望通过有针对性的利伐沙班检测来提高治疗的安全性。存在的问题是,利伐沙班血药浓度没有明确的、基于证据的治疗范围。有一些试验能够识别出过高的血药浓度,但几乎都是以判断患者出血风险为目的。基于此,需要在概念上区分抗凝药物监测(drug monitoring)和药物检测(drug measurement)的差异。

"药物监测"是指华法林和普通肝素治疗时进行的对药物抗凝活性的定期评估,并根据监测结果做相应的剂量调整,以确保治疗的安全性和有效性。

"药物检测"则不同,由于利伐沙班尚没有被普遍接受的治疗范围,其血药浓度测定结果不具备直接的指导意义(或者作用有限),这意味着检测结果与患者的临床结果之间可能没有显著的相关性,所以利伐沙班血药浓度检测的目的主要是为临床综合评价提供依据,以指导剂量调整、停药或逆转治疗。

可用于利伐沙班检测的各类试验特征见表 30-1。

表 30-1　评估利伐沙班血液药物浓度或抗凝活性的试验

实验名称	方法学特征
液相色谱串联质谱检测（liquid chromatography tandem mass spectrometry，LC-MS/MS）	（1）采用液相色谱串联质谱仪进行检测。 （2）用于血药浓度定量检测（峰值和谷值浓度）。 （3）仪器昂贵，技术复杂，需配备经培训的技术人员和特殊实验室。 （4）缺乏统一的检测标准和通用校准品或国际参考标准。 （5）属于实验室自建项目（LDTs），非正式临床报告。
凝血酶原时间（prothrombin time，PT）	（1）采用凝血仪进行检测。 （2）用于定性评估抗凝效果、筛查出血风险。 （3）PT 评估利伐沙班时，结果报告形式应使用"秒"或"比值"，而非 INR。 （4）应使用对利伐沙班敏感的 PT 试剂（不同类型试剂对利伐沙班敏感性差异很大）。 （5）结果显示正常，可排除利伐沙班过量，但不能排除处于治疗剂量的利伐沙班。
抗-FX a 试验	（1）采用全自动凝血仪进行检测。 （2）经利伐沙班标准血浆校准后的抗-FX a 试验可定量检测血药峰值和谷值浓度，可评估患者的药代动力学特征。 （3）检测低分子肝素的抗-FX a 试验不能用于定量检测利伐沙班，但可用来排除血浆中利伐沙班的存在。 （4）试验应采用发色底物法，临床有效性与液相色谱串联质谱技术相当。 （5）可临床报告。
血栓弹力图（thromboelastography，TEG）、旋转血栓弹力图（rotational thromboelastography，ROTEM）	（1）可在实验室或床旁检测。 （2）与利伐沙班血药浓度间无显著剂量依赖性关系。 （3）对峰值浓度有反应，对谷值浓度无反应。 （4）可用于提示出血风险。

液相色谱串联质谱

定量检测利伐沙班药物浓度的"金标准"是液相色谱串联质谱（liquid chromatography tandem mass spectrometry，LC-MS/MS）或类似技术，特异性好，灵敏度高，选择性和重现性良好，是检测 DOACs 血药浓度的参比方法,多用于临床研究和药代动力学分析。该方法需要复杂且昂贵的仪器和熟练的专业人员,同时这种方法也很难在较短的时间周期内提供检测结果(就临床紧急干预而言,快速获得检测结果非常关键)。

LC-MS/MS 检测 DOACs 血药浓度的定性检测下限和定量检测下限在 0.025~3 ng/mL,检验报告的范围在 5~500 ng/mL,批内和批间精密度 CV 分别低于 6% 和 10%,适用于大多数患者的峰值和谷值浓度观察。但质谱技术的复杂性限制了其在临床广泛使用,包括缺乏统一的检测标准和通用校准品或国际参考标准、样品制备步骤烦琐、操作需专业人员、仪器昂贵等,此外还有一些限制因素,包括磷脂和盐等分子引起的基质效应、血浆样品制备需去除蛋白质、内标制备、药物代谢物可能引起的干扰、同位素共洗脱产生的干扰等。因此 LC-MS/MS 目前仍被认为是实验室自建项目(laboratory developed tests,LDTs)或非正式试验,在应用于临床前还需要多种方法进行验证。

另一方面,LC-MS/MS 虽然可以准确检测药物浓度,但并不能准确反映患者体内真正的抗凝血活性,无法知晓给药后患者整体的止血能力(因为有一些遗传性或获得性因素会放大或削弱利伐沙班抗凝作用),因此往往需要对利伐沙班血药浓度进行动态检测和联合评估,这涉及一些普通实验室的试验,如 PT 和抗 -FXa。

凝血酶原时间

治疗水平的利伐沙班能剂量依赖性地延长 PT,在血药浓度 50~100 ng/mL 范围内呈弱相关性,但不能精确定量评估利伐沙班的抗凝活性。随着浓度的增加,这种相关性会变得更弱,通常 120 ng/mL 利伐沙班可使多数类型的 PT 试验延长 1.15~1.56 倍,290 ng/mL 利伐沙班可将一些类型的 PT 延长约 1.9 倍,因此只能用于粗略评估利伐沙班的抗凝血作用,快速初筛过度抗凝和出血风险。应注意的是,不同类型 PT 试剂对利伐沙班的敏感性存在显著差异,一些敏感度低的试剂甚至在利伐沙班峰值浓度时仍处于正常范围（这些试剂检测的 PT 即使正常也不能排除血中存在利伐沙班的残留抗凝活性）。因此，如要使用 PT 来评估利伐沙班，需在使用前进行检测性能评估。

PT 监测利伐沙班时，应使用"秒"或"比值"表达测定结果，而非 INR。对于低浓度的利伐沙班，PT 比值（%）和 INR 总体变异系数（CV）分别为 12.3% 和 14.6%；利伐沙班处于高浓度时，CV 分别为 23.3% 和 32%，这表明 INR 可放大高浓度利伐沙班的抗凝效应（从而误导医生）。

INR 的设计目的是为了降低各类型 PT 试剂间的变异性以监测维生素 K 拮抗剂（如华法林），但对于靶点单一的利伐沙班，INR 甚至增加了试剂之间的变异性，所以 INR 不适用于利伐沙班的监测。

对于已服用利伐沙班的患者，PT 延长应被视为用药后的继发反应，除非证实有其他导致 PT 延长的情况，PT 在服药后如显著延长 2 倍以上，提示有出血风险（但不精确），因此在紧急或危及生命的情况下，应尽可能进行利伐沙班定量检测以辅助指导临床药物剂量调整。

抗因子 Xa 活性试验

使用经利伐沙班校准后的抗 -FXa 试验（发色底物法）可定量检测血药浓度 >30 ng/mL 的利伐沙班，测定结果与血药浓度呈线性相关（r=0.95~1），敏感反映峰值浓度和谷值浓度，能准确预测利伐沙班的体内活性。抗 -FXa 试验与 LC-MS/MS 检测利伐沙班血药峰值浓度的相关性为 0.91，谷值浓度为 0.92，而且抗 -FXa 试验与 LC-MS/MS 的临床有效性相当，检测过程更为简单，可在普通实验室完成。对于围手术期的患者，抗 -FXa 试验能准确识别利伐沙班的残留活性，如无检测条件，也可使用肝素校准的抗 -FXa 试验（发色底物法）来排除利伐沙班的存在（仅此用途），但实验室应事先用商品化的利伐沙班来评估肝素分析 / 校准系统对药物的敏感性。另外，补充抗凝血酶的抗 -FXa 试验不应用于利伐沙班评估，因为这些方法往往导致对药物浓度的高估。

抗 -FXa 试验相关试剂的多样性会导致其检测性能和参考范围不同（在不同的"抗 -FXa 沙班类"间差异明显），实验室间变异较大，为了确保结果的可靠性，抗 -FXa 试验在临床使用之前需进行临床验证。检测报告中，血药浓度以 ng/mL 为单位，至少要报告药物谷值浓度，可以引用已发表研究的预期谷值浓度（标注药物剂量），临床医生则需要将测定结果与剂量和给药时间相结合，来分析患者药代动力学特征。

床旁检测

非特异性的床旁检测（point-of-care tests，POCT）对利伐沙班敏感性不足，目前还没有充分证据支持血栓弹力图（thromboelastography，TEG）或旋转式血栓弹图（rotational thromboelastography，ROTEM）可用于检测利伐沙班的抗凝血活性。虽然有研究认为上述两个试验与利伐沙班的浓度相关，但结果的变异性过大，也没有显示出对利伐沙班的剂量依赖性。有限的数据显示，这些整体凝血试验经改良后对较高浓度的利伐沙班有一定反应性（可用来评估出血风险），但对于谷值浓度敏感性低。近期有研究显示，经改良的活化凝血时间（activated clotting time，ACT）能够识别有出血风险的患者以指导紧急治疗，但数据较少，其价值有待临床验证。此外，利用尿液样本进行利伐沙班浓度检测的尝试并不理想（目标是快速评估利伐沙班的使用情况），结果表明尿液检测与血浆利伐沙班浓度之间无明确相关性。现阶段就利伐沙班床旁检测而言，临床需求并不强烈，且缺乏类似于实验室检测的方法学验证能力。

关于利伐沙班实验室检测的注意事项

（1）检测利伐沙班的 PT 和抗 -FXa 试验需使用 3.2% 枸橼酸钠抗凝血浆；短时间内如不能检测，全血标本应在采集后 4 小时内分离血浆。

（2）使用抗 -FXa 试验（发色底物法）检测时，血清标本结果高于血浆结果；LC-MS/MS 可采用血浆和血清进行检验。

（3）血浆中的利伐沙班在室温下的稳定期至少 8 小时，若不能在规定时间内检测，应置于冷藏条件下（5℃下保存 48 小时）或冻存于 -20℃及更低温度下（可保存至少 30 天），样本反复冻融 3 次对采用抗 -FXa 试验（发色底物法）或 LC-MS/MS 检测的结果没有显著影响。

（4）在进行利伐沙班临床检测之前，实验室须评估试验性能，并在必要时进行方法学优化和验证（尤其是 PT）。对利伐沙班检测结果的解释须考虑到实验室技术的性能特点（灵敏度、检测限和线性）和最近口服利伐沙班的剂量和时间。

（5）利伐沙班的抗凝活性与药物浓度相关。在正常情况下，利伐沙班的半衰期相对较短，血药浓度在达到峰值后急剧下降，如果没有控制好采血时间，会使实验数据的解释变得困难。如每天 1 次给药，通常在给药后 4 小时采血检测峰值浓度，24 小时采血检测谷值浓度（如每天 2 次给药，在 12 小时采血检测谷值浓度）。

（6）在紧急情况下，无法明确是否使用了其他抗凝药时，应采用全面反映凝血状态的检测方法（如血栓弹力图）以评估出血相关安全性。

（7）由于利伐沙班会使稀释的蝰蛇毒时间（dilute Russell viper venom time，dRVVT）的筛选和 / 或确认试验延长（导致假阳性），同时也影响基于凝固法原理的蛋白 C、蛋白 S 活性、基于抗 Xa 原理的抗凝血酶活性、活化蛋白 C 抵抗等试验的准确性，因此建议选择在谷值浓度时进行检测（避免峰值影响），即使如此仍可能发生干扰（这取决于试验对药物的敏感性）。利伐沙班通常不明显影响纤维蛋白原（Clauss 法和 PT 衍算法）、凝血酶时间和爬虫酶时间等实验。

编后：利伐沙班是抗血栓治疗和预防领域中的主流药物，但由于大规模临床应用的时间尚短，我们对利伐沙班在不同人群和复杂临床情况下的安全性知之较少，还无法解释许多患者个体血药浓度异常变化和不良事件发生的原因,这在很大程度上制约和影响了临床治疗的有效性,因此探索利伐沙班的实验室检测有重要的实践意义。现阶段,在需快速识别过度抗凝和出血风险时,经过验证的 PT 可作为初筛手段,而抗 -FXa 试验则用于支撑对患者的个体化用药调整。

第 31 章　比伐芦定的实验监测

张珠博　任　静　门剑龙

比伐芦定能与血浆中游离的凝血酶以及血栓栓子中的凝血酶特异结合,产生可逆性的抑制作用。比伐芦定的半衰期短(仅 25 分钟),终止给药后,凝血酶可通过酶解与比伐芦定 Arg3-Pro4 之间的肽键恢复生物活性,出血风险低。在临床治疗中,活化凝血时间(ACT)和活化的部分凝血活酶时间(APTT)是主要的监测试验。

利用 ACT 监测比伐芦定

比伐芦定抗凝活性与剂量浓度呈线性关系,可延长 ACT。静脉注射比伐芦定后立即产生抗凝作用,停止给药 1 小时后, ACT 恢复到给药前的水平。对于心脏介入治疗(PCI)患者,比伐芦定静脉注射 5 分钟后,需监测 ACT;静脉注射 1 mg/kg 后,连续以 2.5 mg/(kg·h)滴注 4 小时,随后再滴注 0.2 mg/(kg·h),所有患者的 ACT 值均超过 300 秒。

由于血浆中的比伐芦定有肾脏和蛋白酶降解两种清除途径,药物清除与肾小球滤过率紧密相关,在肾功能正常时,患者体内的半衰期为 25 分钟。对有中、重度肾功能损伤的患者,应使用 ACT 监测比伐芦定的抗凝效果和出血风险。

需注意的是,目前各医疗机构使用的 ACT 检测设备品牌各异,检测流程和试剂标准不一,难以形成统一的标准,因此制药企业应为自己生产的比伐芦定建立配套的 ACT 检测体系(统一设备/型号、试剂、临界值),以避免由于检测系统不同而产生的误差。

利用APTT监测比伐芦定

比伐芦定可剂量依赖性地延长APTT。

对于需行心脏或血管手术的患者,如发生急性或亚急性的肝素诱导的血小板减少症(HIT),使用比伐芦定进行替代抗凝治疗是合理的选择,治疗HIT的成功率高,临床明显出血的病例少。在肾功能正常情况下,APTT的治疗范围是正常上限的1.5~2.5倍。需注意的是,APTT在不同检测系统间也未实现标准化,因此国内外指南中更多采用APTT比值(APTT-R)表达检测结果和治疗目标范围。

此外,用华法林桥接比伐芦定时需至少重叠5天,当INR达到目标范围(2~3)24小时后,停用比伐芦定。比伐芦定与华法林重叠使用时,会增强对凝血酶活性的抑制,可轻度延长INR(但弱于阿加曲班对INR的影响),因此,在比伐芦定停用后,应在2~6小时内重新检测INR,以明确是否处于治疗范围。

编后: 比伐芦定的安全使用,需构建具有统一标准、配套的实验监测体系,包括统一检测方法和评估临界值。

第 32 章 氯吡格雷的实验监测

任　静　门剑龙

　　患者在接受抗血小板治疗后,血小板对药物的反应呈多样性。在多种特殊情况下,需要进行实验监测来评价抗血小板治疗是否安全和有效。在氯吡格雷治疗时,由于存在多种影响因素,往往要使用血小板功能试验和基因检测进行评估,判断治疗后血小板残留高反应性(high platelet reactivity, HPR)和主要不良心脏事件(major adverse cardiac events, MACE)的风险。目前的共识是,对经筛选的高危患者进行实验监测,指导药物类型和剂量的调整,避免血栓复发,改善患者的临床结局。

透射光法血小板聚集试验

　　传统的透射光法血小板聚集试验(light transmission aggregometry, LTA)是评估血小板功能的"金标准",原理是将富含血小板血浆作为标本,以光散射法检测血小板在诱导剂刺激下发生活化聚集的过程。该试验对氯吡格雷有足够的敏感性,而且成本低廉,缺点是实验结果易受环境及技术操作的影响,需要非常专业的实验室。

　　监测氯吡格雷的抗血小板聚集效果时,采用二磷酸腺苷(adenosine diphosphate, ADP)作为诱导剂。诱导剂浓度对试验结果影响显著,浓度过高可产生药物抵抗的假象,会误导医生上调药物剂量或使用替代药物;浓度过低会造成血小板过度抑制的假象,使医生下调剂量或延长外科择期术前的等待时间。

　　对于心脏介入术后患者,血小板聚集试验能敏感反映氯吡格雷对血小板的抑制效果,以及药物剂量调整引起的疗效变化。人们发现,当血小板聚集试验提示氯吡格雷对血小板抑制不足时,患者不良临床结局(心梗、脑梗、死亡)风险增加。需注意,血小板聚集试验与不良心脏事件之间的相关性,明显依赖患者合并有多少心血管风险,尤其是有多种危险因素存在的情况下(如年龄 >75 岁、急性冠脉综合征、糖尿病和高血压),患者服用氯吡格雷后一旦出现血小板高残留反应,则心肌梗死、卒中的风险显著增加。

血栓弹力图及其血小板图

血栓弹力图(thrombelastogram, TEG)是整体观测血凝块生成、凝块强度和纤维蛋白溶解的试验方法。多年来, TEG 的主要用途是分析创伤、心脏手术和肝脏手术患者的出血风险和出血原因以指导成分输血。

近年来,TEG 及其血小板图(TEG-platelet mapping,TEG-PM)被逐渐用于监测氯吡格雷抗血小板治疗后残留高反应性。通过调整 TEG-PM 的诊断临界值,可有效预测血管支架内再狭窄风险和卒中风险,并且能够识别 CYP2C19*2 基因多态性患者的血小板残留高反应性。

TEG-PM 可用于评估择期外科术前停用抗血小板药物的效果和安全性,对于非心脏手术患者(无心脏事件高危风险), TEG-PM 能敏感地反映术前 7 天内氯吡格雷用药导致的术中出血风险,尤其适用于有出血疾病或风险、长期使用抗血小板药物、高龄和口服某些中成药的患者,可有效避免出血风险。在氯吡格雷停药效果评价方面,TEG-PM 明显优于血小板聚集试验。

血管舒张剂刺激磷蛋白试验

用流式法测定 ADP 特异性的血管舒张剂刺激磷蛋白试验(vasodilator-stimulated phosphoprotein, VASP),能高度特异性地反映氯吡格雷抑制血小板的效果,可用于指导抗血小板治疗,有助于降低患者的死亡率和冠脉介入术后支架内血栓形成风险。

VASP 检测结果以血小板反应指数(platelet reactivity index, PRI)表达, PRI 值降低提示氯吡格雷有效, PRI 增高提示氯吡格雷效果差(不良心脏事件风险增加)。通过调整 VASP 诊断临界值可有效检出对氯吡格雷无效的患者。用 VASP 监测指导强化抗血小板治疗,能降低心血管疾病的死亡率和冠脉介入术后支架内血栓形成的风险。

VASP 对患者依从性要求较低,尽管心脏介入治疗患者在应用氯吡格雷的最初 6 个月中,监测依从性与监测效果间并无显著关联,但另一方面,氯吡格雷初始治疗有效的患者如在随后治疗中监测依从性差,更容易导致药物效果过强,使出血风险增加。

采用不同原理的检测方法对 VASP 数据有一定影响,如流式法 VASP 监测氯吡格雷时与血小板聚集试验的变化特点接近,而采用 ELISA 法的 VASP 与血小板聚集试验间有明显差异。与其他试验不同, VASP 试验对送检时间要求不高(2~4 小时内结果稳定),更有利于保证实验数据的准确性,当然 VASP 检测过程相对复杂和成本较高是制约该试验的瓶颈。

VerifyNow 试验

VerifyNow 试验是一种模拟人体循环血液环境且简单易行的床旁血小板功能试验,仅需少量全血标本,检测快速(3~5 分钟),特异性高。

VerifyNow 试验检测氯吡格雷与血小板聚集试验有相关性,且安全有效。试验结果以 $P2Y_{12}$ 反应单位($P2Y_{12}$ reaction units, PRU)表达, PRU 水平增高提示治疗后有血小板高残留反应性(治疗效果差)和不良心脏事件风险增加。VerifyNow 试验可用于指导急性冠脉综合征时的氯吡格雷剂量调整,在治疗监测和风险预测中表现出良好的性能;在接受心脏介入治疗的患者中,该试验联合 GRACE 评分能有效预测患者在 1 年内发生心脏事件的风险。需注意,在临床情况复杂的患者中,只有约半数 VerifyNow 试验与血小板聚集试验和 VASP 表现出相同的趋势,因此单一 VerifyNow 系统可能会遗漏风险患者,与其他试验联合应用时可能效果更佳。VerifyNow 试验是监测氯吡格雷的可靠方法,循证证据充分,可在医院床旁和家庭实施操作。但缺点是该试验在国内的成本过高,并不适合作为主要的检测手段。

PFA-200 血小板功能分析

PFA-200 是一种床旁出血时间检测设备,主要用于对出血性疾病如血管性血友病、血小板无力症和巨大血小板综合征等的诊断。在较早期,该实验的检测结果与氯吡格雷治疗相关性差,不能对抗血小板治疗进行准确评估。近年来出现的专用型试剂提高了对氯吡格雷的敏感性,有助于识别心脑血管疾病患者应用氯吡格雷后的血小板高残留反应性,能帮助医生预测这些患者血栓复发的风险,并提高临床对短暂性脑缺血或缺血性卒中预防的有效性。另一方面,PFA-200 的临床价值也存在争议,监测抗血小板药物的敏感性和特异性均较低(分别为48.6% 和 74.8%),不能敏感反映低剂量氯吡格雷,因此难以作为指导药物剂量调整的有效手段。此外,PFA-200 由于缺乏公认的参考范围和临界值,其在临床实践中应用较少,临床应用仍在摸索中。

电阻抗法血小板聚集试验

电阻抗法血小板聚集试验(whole blood impedance aggregometry assay, WBIA)采用水蛭素抗凝试管(而非枸橼酸钠抗凝)对血液标本进行抗凝,采用多电极血小板聚集分析仪记录一定时间内(如 15 分钟)的电阻抗变化。目前,有关 WBIA 的一些研究主要集中于对氯吡格雷的监测方面,该试验检测环境更接近循环血液环境,但存在样本需要量大、耗时长等问题。该试验能够识别有心脏事件风险和出血风险的患者,而且在不同年龄、糖尿病和体重指数亚组中均有相近的诊断效能。但该试验也存在着尚需解决的问题,如没有设置被广泛接受的风险评估临界值,临床应用难以推广,缺乏足够的循证证据,因此还需要大型的前瞻性队列研究完成临床数据积累。

氯吡格雷药物代谢基因检查

基因多态性引发的缺陷,即使在短期内未转变为现实世界中的不良事件,在未来的易感环境下也很可能成为致命的风险。

影响氯吡格雷治疗效果的因素很多,包括临床因素(如年龄、肾功能不全、性别、体重指数、糖尿病、全身性炎症、急性冠脉综合征、心源性休克、射血指数和吸烟等)、合并用药因素(如质子泵抑制剂、钙离子通道抑制剂、香豆素衍生物和他汀类药物)、基因突变(如 CYP2C19、CYP3A4、CYP3A5、MDR1、P2Y12、ITGB3、PON-1 等)。其中 CYP2C19 等位基因多态性被认为是能影响氯吡格雷代谢的重要因素,携带 CYP2C19*1*2、*2*2、*2*3、*3*3 等位基因多态性的患者,可能会出现明显的药物代谢减慢(中代谢、慢代谢),使氯吡格雷治疗效果显著降低,造成二级预防过程中不良心脑血管事件复发风险增加。

目前的研究呈现两极化。一些研究发现,对携带 CYP2C19 等位基因功能缺失的患者分别增加氯吡格雷剂量或更换为替格瑞洛,可降低不良心脑血管事件发生风险;另一方面,有研究显示,许多基因检查提示氯吡格雷代谢异常的患者,在真实世界中药物治疗是有效的(血小板功能试验也显示为"药物有效")。在随访过程中,我们发现,在 CYP2C19*2/*3 等位基因功能缺失的患者中,有许多个体在短时间内血小板功能虽然被氯吡格雷所抑制,但随着临床情况、合并用药情况的变化,血小板的残留高反应性越来越明显,血管在堵塞的风险开始增加。这提示着隐匿的基因风险在环境适合时会转变为现实中的不良事件。

因此,对服用氯吡格雷的患者进行代谢基因检查时,建议遵循以下原则:

(1)选择符合适应证的人群,包括有血栓高负荷的心脑血管疾病

（如 2 型糖尿病）、治疗后血栓复发、功能试验显示无效、临床情况复杂的高危患者（如冠脉介入术后血栓高危患者且计划更换为氯吡格雷、有出血风险或有其他原因不能使用新型的 P2Y$_{12}$ 受体拮抗剂）。

（2）分析基因检查结果时需与血小板功能试验联合评估，必要时，可联合检测其他相关代谢基因，如 CYP3A4、CYP3A5、MDR1、P2Y12、ITGB3、PON-1。

（3）分析基因检查结果时，应充分考虑到患者的疾病因素和联合用药情况。

（4）现阶段，基因检测与血小板聚集试验和血栓弹力图 - 血小板图联合使用，临床效果更可靠。

（5）对于已经明确有 CYP2C19 功能缺失等位基因的患者，即使血小板功能试验证明为有效抑制，也需定期进行血小板功能检测，以动态评估氯吡格雷治疗后的血小板残留反应性。

编后：目前，多数研究支持 LTA、VASP 和 VerifyNow 系统用于评估抗血小板药物的安全性，但仍需就血小板试验的诊断临界值、与患者临床结局间的相关性等问题上形成共识。

第 33 章　肝素诱导的血小板减少症

门剑龙　任　静

肝素本身是强效的抗血栓药物,而肝素诱导的血小板减少症(heparin induced thrombocytopenia, HIT)则是一种非常奇怪的药物副作用,在发病时会产生严重的高凝状态和血栓风险。在疾病初期,多数患者出现血小板减少,随后病情严重者可出现表皮坏死、肢端坏疽或致命的静脉血栓,少数患者有动脉血栓栓塞,后果非常严重。HIT 的病理过程类似于自身免疫性疾病,但在治疗时并不需要激素类药物,而是停用肝素就能阻断病理进程,同时以非肝素类药物实施替代抗凝治疗,就可实现有效控制。

HIT 概述

关于肝素诱导的血小板减少症(HIT)最早的临床描述,可以追溯到 1957 年的一位纽约患者。1964 年,研究人员观察到了 HIT 的抗原抗体反应。1973 年, HIT 的 IgG 抗体被发现。直到 20 世纪 90 年代,HIT 的抗原性质才得以明确。

HIT 是一种严重的药物副作用,由肝素诱导产生的 HIT 抗体是贯穿疾病始终的病理因素(发病机制类似于自身免疫性疾病)。HIT 抗体不但免疫性激活血小板,还参与血小板黏附过程,加重高凝状态,严重者会发生静、动脉血栓栓塞,临床医生可以利用 4Ts 评分联合 HIT 抗体检测进行鉴别和诊断。

治疗 HIT 的基本原则是首先停用肝素类药物,并使用非肝素类抗凝药物进行替代治疗。可用于 HIT 治疗的药物有阿加曲班、比伐芦定、磺达肝癸钠、华法林和利伐沙班,这些药物在使用时需充分考虑不同临床情况,有针对性地给药。

HIT 的发病机制

肝素会造成血液凝固能力降低,引发出血风险,因此对于健康人而言,大量肝素进入血液是一个明确的威胁。为了应对这种异常情况,血液中的血小板在与肝素接触后会释放血小板第4因子(platelet factor 4,PF_4),这是一种可以直接中和肝素的物质,在浓度比例适合的情况下,PF_4 与肝素结合形成复合物(PF_4-H),使肝素失去抗凝血活性。

所以 HIT 的病理机制是源于人体的保护性反应。

有一种特殊的情况,即 PF_4-H 刺激了免疫细胞,产生免疫应答后会释放一种 IgG 型的 HIT 抗体(这种抗体在血液中可存在几个月)。当高浓度的 HIT 抗体与 PF_4-H 结合,形成更大的复合物(IgG-PF_4-H),就极易与血小板表面 Fcγ II A 受体结合,引起血小板持续激活,这是一种病理性活化。活化的血小板通过大量 HIT 抗体与血管内皮细胞表面的硫酸乙酰肝素 – 游离 PF_4 复合物结合,在血管壁表面形成附壁血栓。

关于人类血管内壁上的肝素物质……

人类血管内壁上有一种天然的肝素类物质——硫酸乙酰肝素蛋白多糖(heparan sulfate proteoglycans,HSPG),主要位于内皮下基底膜和内皮表面,约有 5% 的 HSPG 具有抗凝活性(结合并加强抗凝血酶活性),95% 的 HSPG 无抗凝活性。内皮细胞表面的 HSPG 参与调节血液—体液间物质交换和阻止血小板对表皮细胞黏附,还能使抗凝血酶聚集在内皮细胞表面实现抗凝效应(对人体具有保护性)。此外,血管壁表面的 HSPG 通过与血浆中 PF4 形成复合物(HSPG-PF_4)对血小板功能进行调节。但是在 HIT 时,本来很正常存在的 HSPG-PF_4 会与

HIT 抗体结合,产生类似于 vWF 的作用,帮助血小板黏附在血管壁表面形成病理性的栓子(莫名其妙地成了"帮凶")。

HIT 发病很像自身免疫性疾病的过程, HIT 抗体的病理作用贯穿始终,不但免疫性激活血小板,还参与血小板黏附过程。同时, HIT 抗体刺激单核细胞释放组织因子,激活凝血途径并形成纤维蛋白栓子。除 HIT 抗体外,患者自身合并高凝状态、血管损伤、血流动力学异常甚至 FcγR 基因多态性等,都可能是形成血栓的诱因。

HIT 的风险因素

没有人能说清到底是什么风险导致的 HIT,根据多年来的经验汇总,我们大致认为 HIT 可能与肝素类药物类型、肝素暴露时间、肝素暴露方式、肝素剂量、治疗策略、患者人群、全身性炎症、创伤程度以及性别有某些关联。在 HIT 的发生率方面,比较肯定的是,牛源性肝素高于猪源性肝素,治疗剂量可能高于预防剂量,应用普通肝素(UFH)高于低分子肝素(LMWH),外科患者高于内科患者,其中心脏外科手术和骨科大手术患者的 HIT 风险(1%~5%)高于内科和产科患者(0.1%~1%),严重创伤患者接受外科大手术治疗时的 HIT 风险高于其他类型的患者,女性患者高于男性患者。

HIT 的临床表现

典型的 HIT 常发生在肝素给药后的第 5~14 天,少数患者为速发型,血小板计数在肝素接触 24 小时内迅速降低(这些患者往往在 100 天之内曾经使用肝素药物并产生了 HIT 抗体)。HIT 患者在静脉、动脉和微血管均可发生血栓,最初人们曾认为 HIT 主要引发动脉血栓,并一度因在手术取栓时发现了富含血小板的动脉血栓栓子而将 HIT 称为"白色血栓综合征"。随后的研究证实, HIT 主要导致静脉血栓,静、动脉血栓发生率约为 4∶1。

　　HIT 患者可发生下肢深静脉血栓（严重者可引起肢体坏疽和肺栓塞）、中央静脉置管部位的上肢静脉血栓、内脏静脉血栓（肾上腺静脉血栓、肠系膜静脉血栓）、颅内静脉窦血栓及浅表静脉血栓等（浅表静脉栓塞可导致注射部位皮损，包括红斑或皮肤坏死）。有 2%~3% 的 HIT 患者发生单侧肾上腺静脉血栓，表现为肾上腺出血相关的腰腹部和胸部疼痛，如患者发生双侧肾上腺出血性坏死，可引起急、慢性肾上腺衰竭。另一方面，HIT 相关动脉血栓常累及冠状动脉、颅内动脉、主动脉、肠系膜动脉、肾动脉以及肢体小动脉，在心外科领域，还可引发心腔内血栓形成（虽不常见，但麻烦更大）。

HIT 的诊断

　　利用 4Ts 评分（验前概率评分，表 33-1）联合 HIT 抗体检测是目前诊断 HIT 的主要方式。4Ts 评分是由血小板减少的数量特征（thrombocytopenia）、血小板减少的时间特征（timing of onset）、血栓形成特征（thrombosis），以及是否存在其他导致血小板减少的原因（other cause of thrombocytopenia）四个要素构成，可将疑似患者分为低、中、高度临床可能性（clinical probability），其中 ≤ 3 分为低度，4~5 分为中度，6~8 分为高度。低度可能性的患者可排除 HIT，对于有中、高度可能性的患者应继续评估。将 4Ts 评分与 HIT 抗体检测联合应用，可为医生快速判定风险和实施替代抗凝治疗提供可靠依据。

表 33-1　HIT 的验前概率评分（4Ts 评分）

评分要素	2 分	1 分	0 分
血小板减少的数量特征	同时具备下列两者： （1）血小板减少 >50%； （2）最低值 ≥ $20 \times 10^9/L$。	具备下列两者之一： （1）血小板减少 30%~50%； （2）最低值在（10~19）$\times 10^9/L$ 间。	具备下列两者之一： （1）血小板减少不超过 30%； （2）最低值 <$10 \times 10^9/L$。

（待续）

表 33-1(续)

评分要素	2分	1分	0分
血小板减少的时间特征	具备下列两者之一:(1)用肝素 5~10 天;(2)再次接触肝素≤ 1 天(在过去 30 天内曾接触肝素)。	具备下列两者之一:(1)用肝素 >10 天;(2)使用肝素≤ 1 天(在过去 31~100 天曾接触肝素)。	使用肝素 <5 天(近期未接触肝素)。
血栓形成的类型	新形成的静、动脉血栓;皮肤坏死;肝素负荷剂量后的急性全身反应。	进展性或再发生的血栓形成,皮肤红斑;尚未证明的疑似血栓形成。	无
其他导致血小板减少的原因	没有	可能有	确定有

对于疑似 HIT 的患者,4Ts 评分是临床医生最先使用的评估工具,通过危险度分层,能识别出一部分低度可能性的患者(排除诊断)。但需注意:①患者信息不完整或不正确易导致 4Ts 评分偏高和过度治疗;②4Ts 评分对重症监护、心脏手术后和癌症患者的可靠性降低;③4Ts 评分的敏感性高,但诊断特异性低,单纯依赖 4Ts 评分易造成过度诊断,对于中、高度可能性的患者仍需进一步评估。

可以检测的 HIT 抗体有两种,包括混合抗体和 IgG 特异性抗体。混合抗体的敏感性高,特异性较低,仅用于排除诊断;IgG 特异性抗体的敏感度和特异性都高,结合 4Ts 评分可实现诊断。

目前的共识是:①4Ts 评分为中、高度可能性的患者应进行 HIT 抗体检测;②混合抗体或 IgG 特异性抗体呈阴性,均可排除 HIT;③如 IgG 特异性抗体呈阳性,中度可能性患者非常可能是 HIT,高度可能性患者可确诊;④心脏外科术后患者的血小板计数降至基线值的 50% 或更低时,如伴有血栓事件发生或(和)血小板计数降低发生于手术后第 5~14 天,可考虑检测 HIT 抗体。

HIT 抗体检测是现阶段唯一实现试剂商品化且可在普通实验室或床旁实施的实验方法,其中混合抗体包括 IgG、IgA、IgM,具有高度敏感性,排除诊断性能优于 4Ts 评分,但仍然会导致过度诊断。因此对于中、高度可能性的患者和混合抗体阳性的患者,即使已经接受替代抗凝治疗,如条件允许仍要检测 IgG 特异性抗体,以验证替代抗凝治疗的合理性。

HIT 治疗的基本原则

曾有医生问道,既然 HIT 有自身免疫疾病的特征,为什么治疗中不使用激素? 当然不可以。因为虽然患者血液中产生了针对肝素-PF_4 的自身抗体(HIT 抗体),但只要停用肝素, HIT 抗体就不再产生,病情发展就会终止,医生只要有效控制血栓风险就可基本保证患者安全。如使用激素类药物,反而会增加治疗的不确定性和复杂性。

对于高度疑似和已确诊的患者,应停用肝素类药物,并使用与 HIT 抗体无交叉反应的替代抗凝药物进行治疗。此外,对于单纯 HIT 患者应持续性抗凝治疗直至血小板恢复正常,如 HIT 伴血栓形成,应进行至少 3 个月治疗剂量的抗凝。

停用肝素类药物并迅速实施替代抗凝,是 HIT 治疗的基本原则。

可进行替代抗凝治疗的药物有阿加曲班、比伐芦定、磺达肝癸钠、华法林和利伐沙班等,但由于 HIT 患者临床情况复杂,不同替代药物的治疗方案有显著差异。对临床情况复杂的 HIT 患者,选择替代抗凝药物时应综合评估患者的肝肾功能状态、临床稳定性、药物可获得性以及医生对药物的熟悉度。

HIT 发生后,患者即使停用肝素类药物,仍存在高度血栓风险(包括患者原发的血栓风险和 HIT 诱发的血栓风险),因此 HIT 的基本治疗原则是对高危或确诊患者,停用肝素类药物并实施替代抗凝用药,缓解血栓风险、控制血栓并发症和降低死亡率。需注意,预防剂量的抗凝治疗往往不能有效抑制急性 HIT 患者的血栓风险。

比伐芦定或阿加曲班治疗急性期 HIT

对于需行心脏或血管手术的患者,如是急性 HIT(血小板计数减少且 HIT 抗体阳性)或亚急性 HIT(血小板计数正常,但抗体阳性),推荐应用阿加曲班或比伐芦定。

临床可采用 APTT 进行监测,阿加曲班在肝功能正常情况下,APTT 的治疗范围是基线值的 1.5~3 倍;比伐芦定在肾功能正常情况下,APTT 的治疗范围是基线值的 1.5~2.5 倍。

阿加曲班或比伐芦定还可对发生 HIT 的经皮冠状动脉介入治疗(percutaneous coronary intervention,PCI)患者进行治疗。目前的共识是,对于发生急性或亚急性 HIT 的 PCI 患者、有 HIT 既往史(但 HIT 抗体阴性)的需行心脏导管检查或 PCI 患者,建议使用比伐芦定或阿加曲班。

阿加曲班的肾脏清除依赖性低,仅有 22.8% 以原形药、1.7% 以代谢物由肾脏清除,通过高通量渗透膜透析清除量也极小,因此对于发生 HIT 的透析或肾功能不全患者是主要替代抗凝药物。

磺达肝癸钠治疗 HIT

磺达肝癸钠不与血小板第 4 因子结合,不与 HIT 患者的血清发生交叉反应,近年来的临床研究也显示磺达肝癸钠是治疗 HIT 的有效替代药物。磺达肝癸钠在 HIT 患者治疗中,血栓风险和出血风险都很低,并降低了对 HIT 治疗的复杂性,不需要常规监测或剂量调整,对 INR 几乎没有影响,有利于抗凝药物过渡到门诊治疗。因此对于肾功能基本正常且病情稳定的 HIT 患者,磺达肝癸钠是合理的选择。对于妊娠期合并 HIT 的孕妇,磺达肝癸钠几乎是唯一的选择。

近年来有充分研究表明磺达肝癸钠可有效治疗 HIT,同时也有极少量的报道说磺达肝癸钠导致了 HIT,因此医生应根据临床情况综合考虑药物使用的合理性。

利伐沙班治疗 HIT

利伐沙班可作为治疗疑似或确诊 HIT(非妊娠)的替代抗凝药物,但人们目前对利伐沙班在急性期的初始剂量尚不清楚。因此在治疗时,应首先使用其他非肝素类抗凝药物(如阿加曲班或比伐芦定)进行抗凝,再转换为利伐沙班可能更为安全。

华法林治疗稳定期 HIT

华法林适合治疗稳定期的 HIT 患者。但需注意,在血小板计数恢复正常之前(>150×10⁹/L),不应使用华法林。如已使用华法林,应停用并通过静脉内维生素 K 输注逆转其效应;当 HIT 病情得到控制,血小板数量恢复正常时才可考虑重新使用华法林。

华法林会显著降低血浆蛋白 C 和蛋白 S 水平,增加患者血栓负荷或微血管血栓风险。在急性期使用华法林,可能会增加血栓风险或血栓负荷。

恢复使用华法林时,至少与阿加曲班或比伐芦定重叠 5 天使用,直至 INR 达到目标范围。应注意,阿加曲班与华法林重叠使用时,要充分考虑该药物对 INR 的影响。

阿加曲班对凝血酶的抑制会干扰 INR 水平,所以华法林与阿加曲班重叠使用的第 4、5 天, INR 需维持在 3~4,如 INR>4,阿加曲班可停用,阿加曲班停用 4~6 小时后,重新监测 INR。比伐芦定由于并不显著影响 INR,因此与华法林重叠使用时 INR 可维持在 2~3。

不应预防性输注血小板

虽然 HIT 患者的血小板明显减少,但出血非常罕见,因此预防性输注血小板不能使 HIT 患者获益,反而有研究发现,预防性输注血小板会增加 HIT 患者的血栓风险甚至使病情恶化。现阶段的共识是,不支持对 HIT 患者预防性输注血小板,但对已发生出血或可能有出血风险的 HIT 患者,可考虑输注血小板。

　　临床上很难见到 HIT 患者发生出血,可能与以下因素有关:①患者的高凝状态抵消了出血风险;②停用肝素后,病情迅速缓解,血小板数量恢复;③病情迅速恶化,患者短时间内死亡(尤其是肺栓塞、心脏搭桥和冠脉支架的患者)。

　　编后: HIT 有效治疗的核心是准确诊断,既要避免漏诊,更要避免过度治疗。

　　有一张 HIT 发生机制的示意图(图 33-1),还是非常准确的。

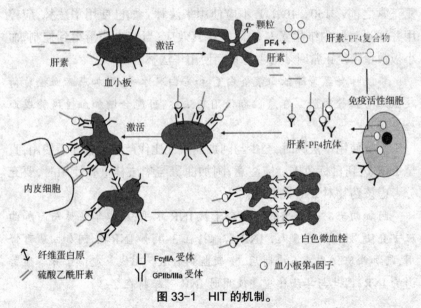

图 33-1　HIT 的机制。

(图片源自 Nowak G. Heparin-induced thrombocytopenia (HIT II)-a drug-associated autoimmune disease. Thromb Haemost, 2009,102(5):887-891.)

第 34 章　癌症与血栓

门剑龙

血栓风险贯穿癌症始终,最常见的是静脉血栓,也偶见动脉血栓和弥散性血管内凝血,这些都是导致患者死亡的重要原因。血栓的严重程度与肿瘤类型、治疗药物以及合并症等多方面因素有关。随着病情发展,癌症患者的凝血紊乱状态越来越严重,通过密切观察,识别血栓风险,有助于医生及时采取措施,预防血栓发生。对癌症患者实施抗凝预防之前,要综合考虑血栓发生的危险度、出血风险和其他临床情况,最大程度上保证患者的安全,降低血栓发生率和死亡率。

癌症与静脉血栓的缘起

在 19 世纪早期,医生 Bouillaud 发现许多癌症患者血管里有血栓栓子。1865 年, Armand Trousseau 发表论文介绍了一个以游走性血栓性静脉炎为首发表现的癌症病例,并明确提出了肿瘤与血栓有某些关系,此类病后来被称为 Trousseau 综合征。1878 年, Theodor Billroth 发现了血栓凝块中有癌细胞,并推测这是一种与癌症转移有关的"癌栓",但直到 20 世纪 70 年代(大约 100 年后),人们才对血栓与癌症之间的关系有了粗略的了解。

近几十年的研究发现,癌症引起的凝血紊乱会导致严重血栓风险,同时还对肿瘤的生长和转移产生关键影响。首先,癌组织释放大量组织因子,一方面激活患者的凝血系统和血小板,一方面促进癌组织内部血管生成。在转移癌患者中,组织因子诱发的高凝状态还会提高癌细胞血液转移的成功率。在临床上,医生们已经发现,静脉血栓常常是隐匿性癌症的首发症状,所以对于不明原因的静脉血栓或者高凝状态的患者,首先要考虑是否有癌症的可能性。

近年来,医生们逐渐关注对癌症患者进行血栓预防的问题,其中风险评估和抗凝治疗是关键,有一些问题需要解决,包括:

(1)如何判断癌症患者的血栓危险度?

(2)如何选择适合的抗凝药物?

(3)如何降低抗凝用药时的出血风险?

癌症患者的静脉血栓风险

静脉血栓是癌症患者的主要并发症,也是导致患者死亡的重要原因。有统计显示,癌症患者的静脉血栓发生率约为 1/200,考虑到许多患者的静脉血栓没有症状,实际发生率应更高。癌症患者静脉血栓复发风险是非癌症患者的 4 倍,进行抗凝治疗后,发生严重出血风险又是非癌症患者的 2 倍。

癌症的发展一直伴随着止血与凝血功能的紊乱,约有 20% 初诊为静脉血栓的患者最终被发现是癌症。除胰腺癌外,几乎所有类型癌症在确诊后第 1 年的血栓发生率高于第 2 年,随时间的推移,静脉血栓发病率显著下降。

许多种因素可以导致癌症患者血栓风险增加,如住院、肿瘤切除、卧床、抗肿瘤治疗以及转移癌等。其他包括高龄、种族、性别、癌症类型、疾病阶段以及高凝状态等,也都是癌症患者静脉血栓风险的影响因素。

癌细胞的转移与静脉血栓显著相关,尽管不同类型癌症间血栓发生率存在差异,但总体上,转移癌患者的血栓发病率高达 56%。在癌症确诊时已发生转移的患者,比未发生转移患者的血栓风险高 1.4~21.5 倍。

癌症病变的位置与静脉血栓发生风险相关,胰腺、肾脏、卵巢、肺和胃等部位的癌症更易发生血栓,发生血栓患者的死亡率通常更高。在恶性血液疾病中,以多发性骨髓瘤、非霍奇金淋巴瘤和霍奇金病的血栓发生率最高。

癌症患者的血液学变化

随着病情的发展,癌症患者的凝血系统会出现明显异常。医生通过动态观察血液学指标,可及时发现有血栓风险的患者,判断血栓危险度,并进行抗凝干预,降低癌症患者的血栓发生率和死亡率。

癌症病程的各阶段都有血栓风险,血浆 D-二聚体浓度普遍增高,但不同部位癌症患者血中的 D-二聚体浓度有明显差异,其中胰腺癌的 D-二聚体普遍高于其他部位肿瘤。近年来,医生习惯用 D-二聚体来预测癌症患者静脉血栓风险,指导预防性抗凝治疗(需注意的是,用于预测血栓风险的 D-二聚体临界值,要高于静脉血栓排除诊断的临界值)。另一方面,临床医生们也发现,高水平 D-二聚体总是出现在静脉血栓高危的癌症类型中,而且高浓度 D-二聚体与死亡率相关(D-二聚体升高的癌症患者总体生存期明显缩短),血浆 D-二聚体每增加 1 倍,患者死亡风险比增加 1.5 倍,脑瘤、淋巴瘤、乳腺癌、肺癌、胃癌、结肠癌、胰腺癌和前列腺癌患者中都表现出这样的特征。

无论何时,癌症患者的 D-二聚体增高,都不是好现象!

在癌症患者静脉血栓的风险因素中,血小板数量进行性增高是非常危险的征兆。在转移癌、门诊化疗患者中,当血小板计数 $>443 \times 10^9$/L 时,提示静脉血栓风险增加 3~5 倍。存在的问题是,将 $>443 \times 10^9$/L 作为临界值虽然有更好的血栓预测效果,但会漏掉一些有血栓风险的患者。如果以 $>350 \times 10^9$/L 作为临界值,虽然可以提高对血栓风险的敏感性,但也可能会让少数低风险的患者接受抗凝治疗。此外,血小板数量增高与癌症患者不良临床结局有关,例如可以提示晚期非小细胞肺癌患者总体生存率降低。

在心脑血管疾病领域,血小板增多和激活,往往提示动脉血栓风险;在活动性癌症时,血小板增多和激活却反映静脉血栓风险。

活动性癌症患者血中凝血因子增高是个坏现象。癌症患者血中的纤维蛋白原增高对静脉血栓有促进作用。纤维蛋白原持续处于高水平,预示肝癌、非小细胞肺癌、恶性妇科肿瘤、尿道上皮癌和胸膜癌的病情发展和总体生存率降低。此外,妇科肿瘤患者的纤维蛋白原常常伴随血管内皮生长因子增高,应用抗血管靶向治疗可降低纤维蛋白原。另一个与静脉血栓有关的凝血因子是因子Ⅷ。即使在非癌症患者中,血浆中高浓度的因子Ⅷ也是静脉血栓发生和复发的重要风险。人们早已发现多种类型癌症都有因子Ⅷ增高的现象,而且在 40~60 岁患者中,因子Ⅷ活性每增加 20%,静脉血栓风险增加 1.9 倍。基于多数研究形成的共识是,因子Ⅷ活性不但与癌症患者血栓风险相关,也与患者死亡风险相关。

因子Ⅷ增多是血栓风险,因子Ⅷ减少是血友病,真是一个"狠角色"!

可溶性 P- 选择素是选择素家族成员中的黏附分子,由活化的血小板 α 颗粒和内皮细胞的 Weibel-Palade 小体释放,参与促进高凝状态和血栓形成。病理情况下,血浆可溶性 P- 选择素的浓度变化与静脉血栓风险相关,其高水平状态常见于急性静脉血栓患者。P- 选择素可介导血小板和白细胞黏附到癌细胞表面,有研究发现,结肠癌患者血浆可溶性 P- 选择素浓度显著增高,并与血小板数量呈正相关。在门诊化疗的患者中,P- 选择素浓度显著增高,也提示存在血栓风险。

内科癌症患者的预防性抗凝

癌症导致的病理性高凝状态和血栓风险贯穿病程始终,严重程度与肿瘤类型、治疗药物以及合并症等多方面因素相关。非手术癌症患者血栓预防策略的制订,需综合考虑血栓形成危险度、出血风险及其他临床情况。

《中国血栓性疾病防治指南》进行了以下推荐或建议:

对癌症患者应进行充分的静脉血栓风险评估。

对癌症患者进行静脉血栓风险评估时,根据临床情况可采用 Caprini 模型(住院患者)、Khorana 模型(门诊化疗患者)或其他专用评估量表,必要时联合实验室检查进行综合分析。

对于静脉血栓危险度为中、高危的活动性癌症患者(确诊或临床高度疑似),如无抗凝禁忌证,应进行药物预防。

对于合并急性深静脉血栓的癌症患者,初始抗凝首选低分子肝素。

对于接受化疗的门诊癌症患者,应使用 Khorana 模型进行静脉血栓风险评估。如评分为低度风险,不宜常规应用低分子肝素进行预防(或使用利伐沙班抗凝);如评分为中、高度风险,如无抗凝禁忌,应使用低分子肝素进行预防性抗凝用药。

抗凝预防的绝对禁忌证包括近期的中枢神经系统出血和有高度出血风险的临床情况(如脊髓损伤、活动性大出血且 24 小时内输血 >2 个单位)。

抗凝预防的相对禁忌证包括慢性临床显著出血 >48 小时、血小板减少症(血小板计数 $<50 \times 10^9/L$)、严重的血小板功能紊乱、近期接受有高度出血风险的大手术、椎管内麻醉和腰椎穿刺、合并潜在的出血性疾病、颅脑损伤等。

对中心静脉置管患者,需进行静脉血栓风险评估,不宜对低风险患者常规应用药物预防;如中、高危患者无抗凝禁忌,建议应用低分子肝素进行抗凝预防。

对于多发性骨髓瘤患者,推荐使用"沙利度胺和来那度胺治疗多发性骨髓瘤患者相关静脉血栓风险模型"进行风险评估和指导预防性抗凝用药。

对于已接受抗凝预防的患者,应定期进行静脉血栓风险评估和出血风险评估,调整用药方案。

编后:癌症患者一旦发生静脉血栓,就会严重干扰抗癌治疗方案,增加死亡率,消耗更多医疗资源。因此,癌症患者需密切的风险监测、充分预防和积极治疗。尽管如此,如何在有效控制患者(特别是癌症晚期)血栓风险的同时,降低出血风险,对临床医生仍是一项长期的挑战。

关于 Armand Trousseau 还有一则逸事,就是后来他也发生了静脉血栓,这使他非常沮丧,对朋友说自己一定是长了肿瘤,但事实证明 Armand Trousseau 判断错了,他没有罹患肿瘤。不过,回顾他的家族史,你会发现他的兄弟和叔叔都有静脉血栓的病史,从现在的眼光看,更像是遗传性易栓症的特点,当然这无从考证了。

第35章 炎症性肠病与血栓

曹晓沧

血栓栓塞是炎症性肠病的一种肠外表现,患者往往同时存在多种血栓诱因,而且疾病在活动期时也可引发凝血紊乱。炎症性肠病患者可发生多种动脉血栓栓塞性疾病,包括肠系膜动脉血栓、脑血管病、缺血性心脏病、心室内和主动脉壁血栓和周围动脉疾病,但直至目前各类研究的结果并不一致。相较而言,炎症性肠病被公认为会增加静脉血栓风险,而且近年来发现静脉血栓栓塞是炎症性肠病患者的常见死亡原因。

预防性抗栓治疗对炎症性肠病患者是安全的,国内共识推荐预防性抗凝治疗主要包括药物抗凝和物理预防,其中抗凝药物推荐低分子肝素、低剂量普通肝素或磺达肝癸钠。此外,由于炎症性肠病的活动期是血栓发生或复发的独立风险因素,因此抗凝治疗的疗程要充分评估患者的病程阶段。

血栓,炎症性肠病的肠外表现

股票暴跌或者股灾在历史上时有发生,但和医学事件相关的股灾还不多见。1955年9月24日,美国总统艾森豪威尔到丹维尔郊外的樱桃山乡村俱乐部打高尔夫球,当晚持续性胸痛,随后被诊断为急性心肌梗死。艾森豪威尔的病情引起了市场强烈的恐慌,1955年9月26日上午,华尔街上演了惊魂一刻,当天收盘时道琼斯指数下跌了6%,账面损失140亿美元,这是自1929年华尔街股灾以来最大的跌幅,甚至超过了后来肯尼迪总统和里根总统遇刺之后的跌幅。9月27日,白宫官员和一些美国顶尖的心脏病专家陆续发表声明安抚市场情绪。后经治疗,艾森豪威尔病情得到缓解。从这一次心肌梗死发作到 1969 年去世,艾森豪威尔在将近 14 年内至少又经历了 7 次心肌梗死和 14 次心脏停搏。

为什么艾森豪威尔反复发作严重的心脏病? 后来的医学专家们一直寻找着答案,包括美国的饮食和生活方式、常见的心肌梗死危险诱因,还有一个重要的因素直到近年才被注意到——炎症性肠病(inflammatory bowel disease,IBD)。医疗文件记录着艾森豪威尔曾因为克罗恩病合并小肠梗阻在 1956 年 6 月接受了回肠横结肠吻合术(ileotransverse colostomy)。

炎症性肠病与血栓有什么关系?

炎症性肠病是一类慢性、非特异性肠道炎症疾病,包括克罗恩病(Crohn's disease,CD)和溃疡性结肠炎(ulcerative colitis,UC)。炎症性肠病有漫长的病程,长期迁延不愈,还频发复杂多样的并发症,不仅让患者承受身体的痛苦,严重影响生活质量和工作能力,也给临床治疗带来巨大的挑战。

血栓栓塞是炎症性肠病的一种肠外表现,既往的病理研究曾发现,炎症性肠病合并血栓的发生率高达 41%,但长期以来并未受到足够的重视。近年来的研究发现,与正常人群相比,炎症性肠病患者并发血栓栓塞的风险可增加 3~4 倍,如疾病处于活动期则风险可高达 16 倍。我们在 2014 年的一项荟萃研究显示,炎症性肠病住院患者血栓发病率比正常人群高 60%。

这可是谁也没想到的!

炎症性肠病与动脉血栓疾病

大约有 18.5% 的炎症性肠病患者会发生动脉血栓栓塞,包括肠系膜动脉血栓、脑血管病、缺血性心脏病、心室内和主动脉壁血栓以及周围动脉疾病,但问题是目前的研究结果并不一致。

2007 年,Bernstein 等人发现,炎症性肠病患者的动脉血栓风险显著增加；2009 年的另一项研究却显示，炎症性肠病患者的动脉血栓风险并不比普通人高，但亚组分析显示急性肠系膜缺血的风险明显增加。另一个现象是，女性患者动脉血栓风险增加，其中 40 岁以上者多见心肌梗死，40 岁以下者多见脑卒中。

2014 年，我们的一项荟萃分析发现，炎症性肠病患者并发动脉血栓（包括缺血性心脏病或外周动脉疾病）的风险与健康人群相比无明显差异，但经过进一步分析我们也发现门诊的炎症性肠病患者的动脉血栓风险较高，克罗恩病和溃疡性结肠炎患者间没有明显区别。

炎症性肠病与静脉血栓

流行病学调查发现，很多炎症性肠病患者发生了静脉血栓是 IBD 常见的死亡原因之一。炎症性肠病患者的静脉血栓以深静脉血栓形成（包括下肢、上肢深静脉和颅脑静脉窦血栓）和肺栓塞最为常见，此外腹腔内脏静脉（如肾、肝、肠系膜静脉等）也可出现栓塞。

早在 1936 年就有报道称，溃疡性结肠炎患者可发生静脉血栓，随后相关报道逐年增多。现阶段的共识是，炎症性肠病患者静脉血栓风险显著高于健康人群，英国研究是 2.6 倍，丹麦研究是 2 倍，加拿大研究是 3 倍。

在我们参与的一项全国多中心回顾性研究中，纳入了 7976 例住院炎症性肠病患者。研究结果显示静脉血栓发生率为 4.145/1000 人年，高于健康人群。这一数值与西方的研究报道相似，低于中国台湾地区的 9.81/1000 人年。

一项长达 11 年的跟踪随访研究显示，炎症性肠病患者发生静脉血栓的类型以下肢血栓和肺栓塞多见，其中克罗恩病患者下肢血栓发病率约为 31.4/10 000 人年，肺栓塞发病率约为 10.3/10 000 人年；溃疡性结肠炎患者下肢血栓发病率是 30/10 000 人年，肺栓塞发病率为 19.8/10 000 人年。

我们在 2014 年的研究发现，活动期炎症性肠病患者发作静脉血栓风险是正常人的 8.4 倍，克罗恩病与溃疡性结肠炎患者的下肢血栓和肺栓塞的风险相近，80% 静脉血栓发生在门诊患者，他们中大多数有近期（三月内）入院史。在住院患者中，克罗恩病比溃疡性结肠炎的静脉血栓风险更高；与老年患者相比，年轻炎症性肠病患者发生静脉血栓风险更高（尤其是在疾病的活动期），这是很有意思的现象。

静脉血栓栓塞症是炎症性肠病患者最常见的死亡原因。

炎症性肠病患者发生静脉血栓栓塞症的死亡率为 18%~22%，其中住院患者静脉血栓死亡率是非炎症性肠病患者的 2.1 倍（即使是炎症性肠病患者相对年轻），腹腔手术史是最大的诱因。

炎症性肠病的血栓机制

人们对炎症性肠病患者发生血栓的机制还不完全明了，多数研究认为是获得性的和多因素的，并且与疾病活动期的凝血紊乱加剧有关。与炎症性肠病患者有关的血栓危险因素包括卧床、高龄、手术、怀孕、口服避孕药、使用皮质激素和中央静脉置管等。

同时存在多种血栓诱因使炎症性肠病患者易发血栓。

在炎症性肠病患者中，普遍存在的肠道炎性环境及血小板功能异常等有利于静脉血栓发生的因素，但具体机制尚不清楚。一般认为是由于血液高凝状态的存在，肠道血管微血栓形成增加，进而引起肠黏膜坏死，促进溃疡的形成，进一步加重炎症性肠病的炎症反应，如此反复可形成恶性循环。

动脉粥样硬化可能是炎症性肠病的早期并发症，慢性炎症刺激可能是重要的驱动因素，因为炎症反应涉及动脉粥样硬化从斑块起始、破裂以及随后血栓形成的全部病理过程。已有多个研究显示此类患者颈动脉内膜厚度明显增加（甚至包括儿童患者）。

如何预防和治疗

炎症性肠病相关的血栓防治现状并不乐观。有我们参与的全国多中心回顾性研究显示，已发生静脉血栓的炎症性肠病患者都没有接受过预防性抗血栓治疗，其原因包括：①医生对血栓风险认识不足；②担心治疗相关过敏风险；③对血栓防治手段了解不足；④顾虑重症溃疡性结肠炎围手术期抗凝治疗的出血风险。近年来，欧洲炎症性肠病学会、加拿大胃肠病学会、美国胃肠病学会、中华医学会消化病学分会炎症性肠病学组的指南都提出了在炎症性肠病患者中进行预防性抗血栓治疗的建议。现阶段，呼吁临床重视炎症性肠病合并静脉血栓风险、倡导和推广对这些患者进行血栓防治已是当务之急。

针对炎症性肠病患者，临床实践中尚缺少恰当的预防性抗栓方法。基于国内的认识及医疗状况，我们推荐对重度疾病活动期的住院患者，尤其是合并其他静脉血栓高危因素者，应积极考虑预防性抗血栓治疗。

住院，对于炎症性肠病患者是显著的血栓风险。有英国的研究显示，即使是处于疾病缓解期的住院患者，其静脉血栓绝对风险也高于非住院患者（是疾病活动期患者的 3 倍，是疾病缓解期患者的 20 倍）。

炎症性肠病患者的静脉血栓高危因素包括呼吸衰竭、COPD 急性加重、急性脑梗死、心力衰竭（NYHA Ⅲ/Ⅳ级）、急性感染性疾病、急性冠脉综合征、静脉血栓病史、恶性肿瘤、慢性肾脏疾病（肾病综合征）、遗传性或获得性易栓症、肢体静脉曲张、中央静脉置管、雌激素或孕激素替代治疗、BMI>30kg/m² 、年龄 >75 岁等。

对急性重度溃疡性结肠炎患者应进行预防性抗血栓治疗。在不违背围手术期处置原则的前提下，接受腹腔、盆腔手术的患者在住院期间应参考 Caprini 风险评分开展围手术期预防性抗血栓治疗（无论是否处于疾病活动期）。

国内共识推荐的预防性抗凝治疗，主要包括药物抗凝和物理预防，其中抗凝药物推荐低分子肝素、低剂量普通肝素或磺达肝癸钠，不推荐抗血小板药物(如阿司匹林、氯吡格雷)代替抗凝药物。推荐使用间歇性充气加压进行机械预防,若无条件使用,可次选人工被动活动、过膝加压弹力袜等。

有研究发现,炎症性肠病病情加重是血栓发生或复发的独立危险因素,因此抗凝治疗的疗程要考虑炎症性肠病的活动性,兼顾是否存在可逆血栓诱发因素。强调对缓解期新发血栓的患者,如无可逆性血栓诱因存在,应考虑长期抗凝治疗。对活动期新发血栓的患者,药物抗凝治疗时间应持续到炎症性肠病缓解后至少3个月,必要时长期治疗。

有研究表明,预防性抗栓治疗对炎症性肠病患者是安全的。一项回顾性研究发现存在直肠出血的住院炎症性肠病患者,使用抗凝治疗后仅6%的患者新增少量出血,但无一例患者出现严重出血事件。有荟萃分析表明在炎症性肠病患者(溃疡性结肠炎为主)中使用治疗剂量肝素不会增加出血风险。

抗凝治疗的禁忌证有活动性大出血、原发或继发凝血功能障碍,此时可暂以物理预防方式替代。

编后:炎症性肠病患者血栓风险高,且与疾病活动、住院、手术等因素密切相关。临床应重视对炎症性肠病患者动态风险评估和积极防治,并尽早实施临床干预,对已发生血栓的患者应进行充分抗凝治疗。

第 36 章　创伤和深静脉血栓形成

龙安华

创伤(trauma)又名受伤,据 WTO 估计,2013 年全世界有 480 万人死于创伤,是第 6 位的死因。狭义的病理性创伤是指生理上受到损伤,既是身体受外物力量侵害,组织或器官结构和功能丧失(断裂、骨折),又涉及大量失血及组织灌注减少、细胞缺血、水肿及炎症反应。广义的创伤还包括心理创伤,但最终导致创伤患者死亡的主要原因是出血和凝血异常。

创伤患者为何容易发生深静脉血栓

生命是一个动态变化过程。正常情况下,血液凝块的形成和分解是体内的一种动态平衡,涉及凝血、抗凝血以及纤溶途径,它需要结构和功能正常的血管内皮系统、血小板和严密调控的炎症系统参与,而创伤却往往导致血管严重或大范围损伤,然后又通过激活神经内分泌系统调控心脏、肾脏等脏器代偿,以保证重要脏器血液供应。

下肢深静脉由于其自身的解剖特点,静脉回流需要肌肉的收缩,即下肢肌肉的泵血功能来辅助。骨骼肌收缩时,肌肉间和肌肉内的深静脉受到挤压,加速深静脉的血液回流心脏。而创伤患者因为疼痛、解剖结构损伤(如下肢骨折)或需严密观察而卧床,无法下地行走,带来的直接后果就是肌肉收缩减少,下肢静脉回流障碍。若长期卧床,可导致下肢静脉血管壁扩张,静脉血流缓慢瘀滞,而大多数静脉血栓起源于血流缓慢处或者在小腿的肌肉内静脉及静脉窦。

下肢静脉向心回流有赖于下肢静脉血管中正常静脉瓣的功能、下肢骨骼肌的肌肉泵作用以及来自上身的胸腔负压吸引。以下肢骨折患者为例，患者骨折后，由于疼痛和恐惧，导致患肢的整体制动（活动量减少）或是在治疗过程中使用牵引等，这些都使下肢肌肉对静脉的泵血压力减弱或丧失。另外，创伤后患者局部软组织的肿胀使静脉受压，导致下肢血流缓慢或淤滞；同时局部组织因缺氧致细胞代谢障碍，可使凝血酶在局部蓄积、纤溶酶活性下降。此时，给患者使用梯度加压弹力袜具有促进下肢静脉血液回流功能，在最需要压力的足踝部分给予较强的支撑压力，顺着腿部向上压力逐渐递减，在小腿肚减到最大压力值的 70%~90%，在大腿处减到最大压力值的 25%~45%，这种独特的设计使得血液保持脉动和循环。

创伤可直接造成血管及内皮系统损伤。正常血管内皮细胞合成的前列腺素（PGI_2）有扩张血管和抗血小板凝集的功能，是防止血小板聚集的生理屏障，但在血管壁损伤时，此功能会被"逆转"（详见第 5 章）。血小板持续激活，为随后的病理性凝血活化提供平台，最终导致血栓形成。

创伤时，出血也尤其常见，例如胸腹腔重要脏器破裂出血、四肢骨折出血、动静脉破解出血甚至颅脑内出血等。大量失血的病生理变化首先是血容量与血管容积的不匹配，造成外周组织灌注不足，从而引起微循环变化、氧代谢动力学异常、炎症反应、凝血障碍以及内脏器官的继发性损害。严重创伤甚至可能导致创伤性凝血病（trauma-induced coagulopathy，TIC）。在重大创伤后，多因素参与的系统性凝血功能障碍往往是引起组织损伤和低灌注状态的主要原因。迄今为止，有关 TIC 的机制还尚不明确，治疗也是临床上面临的重大挑战。

多数创伤患者还要面临手术的问题。即使在目前越来越多手术实现微创的背景下，手术导致正常或异常组织的损伤、血管及内皮系统损伤后的异常激活，仍然会构成创伤后的"二次打击"。

手术所致静脉血栓多起始于腘静脉，静脉超声及造影均证实静脉血栓在术中既已开始，其中多数血栓凝块（相对松散的纤维蛋白聚合物）会自行降解，仅约 1/6 的栓子会向近端延伸。尽管血栓形成过程在手术中即启动，但最终的血栓凝块（栓子）形成常在术后数天至数周内（60% 的静脉血栓发生在术后）。骨科手术后，75% 的下肢静脉血栓发生在手术侧 / 患侧，也证实了手术对血管及内皮系统损伤是术后静脉血栓形成的重要原因。

创伤后机体应激反应会造成血中纤维蛋白原、凝血酶及其他活化凝血因子的含量增多，血小板聚集功能增强，纤溶酶活性下降，使血液处于高凝状态（这也是诱发下肢深静脉血栓形成的重要原因）。骨髓释放大量年轻血小板进入血液，黏附性增加，而创伤导致的显性或隐性失血，又使得血液浓缩，同时外伤后制动、下肢肌肉松弛，肌肉对静脉的挤压作用减弱，这些因素都使血液处于进行性高凝状态，静脉血栓风险愈加严重。

如何预防创伤患者发生 VTE

创伤患者是静脉血栓的高危人群，从血栓形成三要素来分析患者的血栓危险程度，继而采取针对性的干预措施是减少血栓危害的关键。相对于静脉血栓治疗的花费和长周期，通过积极预防，减少血栓发生对创伤患者而言是最优选择。

需注意，临床医师仅凭经验判断静脉血栓风险并不可靠，而是应通过病史、创伤程度及临床体征等信息将患者分成不同的危险层级（即风险评估）。近一个世纪以来，医学家们已制订了多个的评估量表，适用于不同人群，并有相应的治疗方案。对创伤患者这样一个包涵丰富的人群来说，尚没有特别优秀（灵敏度和特异度都好）的量表可有效应用于临床。

1997 年，Greenfield 等人针对创伤患者提出了静脉血栓形成危险度评分（risk assessment profile for thromboembolism，RAPT）。该评分包括年龄、病史、创伤程度、医源性损伤等四个方面的要素，被美国东部创伤外科协会的血栓预防指南推荐使用，总分 46 分，≤ 5 分为低风险；

5~14分为中等风险;>14分为高风险,这个血栓风险评估量表在我国应用较少,其有效性尚待验证。

物理预防指利用机械原理促使下肢静脉血流加速,减少血液滞留,降低术后下肢深静脉血栓形成的发生率。常用的包括梯度压力袜(GCS)、足底静脉泵(IPPS)和间歇充气加压装置(IPC)。物理预防措施的优点在于没有出血并发症,是一种安全的预防方式;同时可以在术中和手术当天使用,填补了无法使用药物预防的空白期。尽管理论上物理预防是有效的预防方式,但目前的抗栓指南推荐它与药物预防联合应用,单独使用物理预防仅适用于合并凝血异常疾病,有高危出血风险的患者,当出血风险降低后仍建议与药物预防联合应用。对患侧肢体无法或不宜采用物理预防措施的患者,也可在对侧肢体实施预防。

另外需要注意的是下列情况禁用物理预防措施:①充血性心力衰竭、肺水肿或下肢严重水肿;②下肢深静脉血栓症、血栓性静脉炎或肺栓塞;③下肢血管严重动脉硬化或其他缺血性血管病、下肢严重畸形等;④间歇充气加压装置和梯度压力弹力袜不适用于下肢局部情况异常,如皮炎、坏疽、近期接受皮肤移植手术等。

对于静脉血栓低风险患者,不需要特殊的药物或物理预防,可在基本预防基础上鼓励患者下地活动。对于血栓中等风险且无高出血风险患者,建议应用低分子肝素、普通肝素或物理预防。对于血栓中等风险且合并较高出血风险患者,建议至少进行物理预防。对于血栓高风险患者且没有高出血风险患者,推荐应用低分子肝素、普通肝素、磺达肝癸钠或利伐沙班等药物进行预防,并建议在此基础上同时采用物理预防。对于血栓高风险且合并较高出血风险患者,建议进行物理预防直至出血风险降低,重新启动药物预防。

静脉血栓的预防要考虑血栓风险的下降和出血风险上升之间的平衡,理想的状态是有效降低血栓发生风险的同时,不增加出血的风险。

对于创伤患者药物预防,学术指南尚无更多明确推荐,个体化预防则要求医生对患者的危险因素和可获得的预防措施充分了解。

对于抗凝药物预防,应注意其绝对禁忌证及相对禁忌证。

绝对禁忌证包括:近期有活动性出血及凝血障碍、骨筋膜室综合征、严重颅脑损伤、血小板 $<20 \times 10^9$/L、孕妇。

相对禁忌证包括:既往颅内出血、既往胃肠道出血、急性颅内损害或者肿物、血小板为($20 \sim 100$) $\times 10^9$/L、类风湿视网膜病变者。

编后:静脉血栓是一种可以通过科学方法进行预防的疾病,早期识别血栓高危患者并及时进行合理预防可显著降低血栓发生率。创伤患者由于涉及多个临床科室和不同专业的医护人员,对其理解和认识程度不一,需要进一步提高全部医务人员对静脉血栓栓塞症的防治意识和能力,减少因静脉血栓导致的死亡或致残。

第 37 章　颅脑创伤后的凝血功能紊乱

彭瑞龙　张建宁　邓全军

创伤性脑损伤（traumatic brain injury，TBI）是一种高致死、高致残率的多发疾病。TBI 后的继发性损害是导致患者不良预后的重要原因，其中 TBI 凝血病（TBI-associated coagulopathy，TBI-AC）患者常出现颅内出血和微血栓形成等凝血功能紊乱，有发生早、危害大、临床结局差的特点。

创伤性脑损伤凝血病的病理过程与身体其他部位受创后的情况不同，人体多数部位的创伤常与低体温、酸中毒、伤前凝血相关药物使用、失血所致大量体液流失、液体复苏稀释凝血因子等有关，而 TBI 患者可在没有上述因素的情况下仍出现凝血功能异常。有研究显示，入院时已出现凝血紊乱的 TBI 患者的死亡率明显高于凝血功能正常的患者（50.4% 和 17.3%）。尽管 TBI-AC 的临床观测以及诊断尚无统一标准，不同研究报道的临床发病率差别较大（10.0%~97.2%），但颅内组织损伤仍被认为是 TBI-AC 的潜在的独立危险因素。

脑组织因子的大量释放

脑部损伤越严重，血脑屏障破坏越多，进入血液的组织因子（tissue factor，TF）含量越高，患者的凝血功能紊乱就越严重，但目前脑组织中 TF 在脑损伤后是以何种状态、何种形式进入循环血中尚不十分明确。

TF 过量释放是造成 TBI-AC 的主要因素之一。

TF 是一种富集于中枢神经系统中的膜整合蛋白,是凝血系统激活的始动因子,在内皮细胞、肾小球中的成纤维细胞和平滑肌细胞上有表达,但主要还是富含于脑的血管内皮细胞和星形胶质细胞中。血液中可溶性 TF 大约仅有 1~10 ng/mL,这种血源性 TF 在生理条件下不会引起凝血异常活化。在病理条件下 TF 通过活化因子 VII 形成 TF-VIIa 复合物,激活因子 X,使凝血酶大量生成,诱发纤维蛋白交联,导致机体出现高凝状态。当机体内的凝血因子被大量消耗,加之大量纤维蛋白形成,刺激纤溶系统出现继发性功能亢进,使机体由高凝状态转变为低凝状态,最终出现弥漫性血管内凝血(disseminated intravascular coagulation,DIC)。一些临床研究表明,脑创伤越严重,患者发生凝血障碍的时间窗越窄,创伤严重程度与凝血紊乱呈正相关。

血小板及其相关因子的激活

TBI 患者急性期循环血中血小板数量会轻微减少,但许多血小板会被激活,产生微囊泡,形成颅内微血栓并表达出促凝活性。有研究发现活化血小板的一种包膜血小板(coated-platelet)亚型在 TBI 患者中含量明显升高。

现在已知阿司匹林、氯吡格雷等抗血小板药物并不能改善 TBI 患者的预后,提示抑制血小板功能并不能改善 TBI 患者的预后。另一方面,脑创伤后释放的大量 TF 能激活凝血酶,进而刺激血小板,但伴随而来的却是血小板功能低下。研究者们发现,在脑创伤后血小板对于 ADP、AA、胶原蛋白等诱导剂的应答会减弱,其中血小板对 ADP 的应答减弱与脑创伤患者的死亡率密切相关。虽然目前对于血小板功能低下的机制尚未完全阐明,但有研究显示预防性使用重组水蛭素可以阻止脑创伤后的血小板聚集功能障碍,这为 TBI-AC 的研究提供了新思路。

血小板激活因子(activating factor, PAF)是目前已知最有效的血小板激活剂,主要由血小板和与机体防御相关的细胞分泌(如内皮细胞、中性粒细胞等)。中枢神经系统中 PAF 的含量大大高于其他组织,当神经细胞受到缺血、缺氧刺激时会释放 PAF,并诱导血脑屏障开放,导致 PAF 或其他脑源性促凝物释放并进入血循环。脑创伤后循环血中 PAF 会明显增高,而特异性阻断 PAF 活性是否可能预防 TBI 后血小板过度激活是值得期待的研究方向。

近年来,血管性血友病因子(von Willebrand factor, vWF)作为血小板的配体在 TBI-AC 中的作用开始受到关注。vWF 曾称为"假性血友病因子",负责介导了血小板在受损血管内皮上的早期黏附聚集,并与凝血因子Ⅷ形成高亲和力的复合体,保护因子Ⅷ不被血浆中蛋白酶降解。多个 vWF 通过二硫键相连接形成的多聚体也称为超大 vWF(UL-VWF),储存于内皮细胞的 Weibel-Palade 小体、巨核细胞和血小板的 α颗粒内。当内皮细胞和血小板受到刺激时,ULVWF 释放并形成长链状结构,锚定于内皮细胞表面,并与血小板的 GP1b 位点结合介导血小板向受损的血管壁黏附,从而促进血栓形成。在生理状态下,这些 ULVWF 多聚体会被一种金属蛋白酶——血管性血友病因子裂解酶(ADAMTS-13)裂解成为较小的二聚体,降低促凝活性,避免血栓形成。正常状态下,ULVWF 的分泌与裂解处于动态平衡状态,当 ADAMTS-13 减少时,机体易于发生凝血功能紊乱。目前已发现位于脑内的血管尤其是微小血管的内皮细胞合成的 vWF 明显多于其他器官,在 TBI 时 ULVWF 的分泌会显著增加,且 ADAMTS-13 的含量在机体受创或手术时会降低,因此 ULVWF 分泌增加以及 ADAMTS-13 裂解功能下降,可能也是造成 TBI-AC 的原因。

除此之外,最近研究者通过小鼠模型证实,TBI 可造成短暂而急剧的高黏附性 vWF 分泌,这些高黏附性的 vWF 可以促进血小板以及内皮细胞产生微囊泡并与之结合,提高血管通透性,进而破坏"血脑屏障",使脑源性促凝物质进入外周血循环。最新的 TBI 动物研究发现,外源性重组 ADAMTS-13 可以促进循环血中 ULVWF 的降解,减轻

TBI 后"血脑屏障"的破坏和凝血功能紊乱,这对 TBI-AC 的病因及治疗研究具有重要意义。

TBI 后纤溶系统失衡

纤维蛋白溶解(fibrinolysis)是血中纤维蛋白被分解液化的过程,TBI 后患者纤溶标志物含量会发生不同程度的变化,其中伴有纤溶亢进的 TBI 患者往往预后较差。

通常认为纤溶亢进常与低灌注紧密伴随,但在 TBI 患者中这一现象未得到证实。在小鼠模型上,组织型纤溶酶原激活物(t-PA)以及尿激酶型纤溶酶原激活物(u-PA)在 TBI-AC 的发生发展中起重要作用。敲除 t-PA 以及 u-PA 基因的小鼠在脑损伤后出现继发性脑出血的风险显著降低,且华法林预处理的小鼠在应用 t-PA 抑制剂后也能降低脑损伤后继发性脑出血的风险。在小鼠模型上通过应用 t-PA 的无活性异构体成功地抑制了 tPA 和 u-PA 的作用,并可抑制脑损伤后纤溶亢进。

纤溶酶原激活物抑制剂(PAI-1)作为 t-PA 和 u-PA 的抑制剂具有较强的抗纤溶活性, PAI-1 缺陷的小鼠在 TBI 后可发生严重的颅内出血。除了 t-PA、u-PA 外, D-二聚体的增加、α2 抗纤溶酶的减少都与脑损伤后继发性脑出血关系密切。最新研究发现,纤溶亢进的相反状态,纤溶阻滞也会大大增加创伤患者的死亡率。一项对 2540 个脑创伤患者的研究显示,纤溶阻滞在创伤患者中并不罕见且伴随较高死亡率。

磷脂酰丝氨酸与脑原性细胞微囊泡

磷脂酰丝氨酸,又称丝氨酸磷脂(phosphatidylserine, PS),由于它在神经系统富集,因此又被称为"复合神经酸"。PS 具有较强的促凝能力,常被用作凝血功能检测的标准物。PS 通常存在于细胞膜的内侧面,当细胞凋亡或受到刺激形成微囊泡(microvesicle, MV)时,膜内的 PS 会翻转到膜外。暴露在膜表面的 PS 可以结合凝血因子 X 和 TF,进而激活因子 X,最终形成凝血酶。在许多研究中, MV 又称细胞微粒（microparticle,MP）,其直径为 0.1~1μm。

微囊泡（MV）被认为是细胞凋亡的产物,但在某些生理或病理状况下,也可由激活的细胞通过脱落膜碎片及细胞器产生。由于 MV 体积较小并有相应的磷脂膜结构,使其可以到达其来源细胞不能到达的区域,并与相关的组织细胞结合或被吞噬,发挥特定的生物学作用。MV 表面富含细胞膜脂质微结构,包括高浓度的黏附受体、胆固醇和 PS,它们使 MV 具有多种生物活性,可参与凝血、炎症、血管重塑等病生理过程。MV 的表面分子通常与其来源细胞有密切关系,如血小板来源的 MV 表面表达黏附受体糖蛋白 1b-IX-V 复合物,而内皮细胞和白细胞来源的 MV 分别含有 t-PA 和 u-PA,它们是构成血液循环中纤溶系统的组分。脑创伤后患者血中血小板、内皮细胞和白细胞来源 MV 显著增高,值得关注的是,脑创伤后神经元和胶质细胞都可以释放出脑源性微粒（brain-derived microvesicle, BDMV）进入循环血中。有研究证实, BDMV 较血中其他 MV 的促凝活性更高,其原因与大脑及颅内血管内皮细胞比其他组织细胞含有更多的 TF、PS、PAF 和 vWF 有关。TBI 后释放入血的 BDMV 可直接激活凝血系统,同时还可通过激活血小板及脑血管内皮细胞进一步发挥促凝作用。含有线粒体的 BDMV 有更强的促凝活性,且脑创伤后脑源性线粒体微囊泡（mtMV）数量可占 BDMV 的 50% 以上,与此同时线粒体内膜上的心磷脂（cardiolipin, CL）会在磷脂爬行酶 3（phospholipid scramblase-3, PLSCR3）的作用下翻转到外膜。CL 的结构与 PS 极为近似,体外实验中 CL 也表现出了与 PS 相似的促凝活性,将脑组织中提纯的 mtMV 注射到正常小鼠体内,可在 30 分钟内诱导出现严重的凝血功能紊乱。

乳凝集素（lactadherin, LAC）也被称为乳脂球表皮生长因子（MFG-E8）,是一种由巨噬细胞分泌的糖蛋白（分子量 45kDa）。LAC 可结合 PS 并通过其整合素结合位点介导巨噬细胞清除循环中表达 PS 的细胞和 MV。LAC 不仅可阻断依赖 PS 的凝血活性,还可通过介导循环血中 MV 清除来降低 TBI-AC 的风险。这也从另一个角度证实，TBI 后 BDMV，特别是其中的 mtMV 在创伤性脑损伤所致凝血病中具有重要作用。

　　编后：TBI-AC 的发生机制与其他部位创伤所致凝血功能紊乱明显不同，TBI 后 TF、血小板、PAF、vWF、ADAMTS13 等因子以及纤溶失衡均在 TBI-AC 的发生发展中发挥重要作用，而上述因子发挥作用与 TBI 后循环血中 MV 的增高关系密切，其中 BDMV 中的 mtMV 作用更为突出。TBI 后脑组织中富集的 TF、PS 及脑血管内皮细胞中的 vWF 等凝血相关物质可能是以 BDMV 为载体，在循环血中发挥作用并介导了 TBI-AC 的进程。通过对 BDMV 作用机制及其清除机制的研究，有望为 TBI-AC 诊疗开辟新的思路。

第 38 章　儿童的血栓问题

李溪远

儿童各年龄段均有遗传性和获得性易栓因素,但困扰在于诊断和治疗过程缺乏清晰的标准和经过充分验证的临床证据。比如从新生儿到婴幼儿阶段,许多生理性蛋白质水平一直在发生巨大变化,迥异于成年人,而临床又缺乏相应的评估标准。另一方面,儿童发生血栓后在治疗上也面临着剂量安全性、药物代谢安全性和有效性的挑战。

与成人一样,儿童的易栓症(thrombophilia)也是涉及多种获得性或遗传性因素导致的凝血、纤溶、抗凝系统异常,可以是单一疾病,更多的则是伴随发生原发病或治疗出现的高凝状态和血栓风险。

围生期的血栓问题

围生期(尤其是新生儿期)血栓发生率较其他儿童时期高 40 倍左右,属于独立风险分组。在围生期,因遗传性易栓症、生理、病理、母源性及医源性等因素,可发生多种栓塞,如上腔静脉、四肢深静脉、肾静脉、门静脉、脑静脉及多种动脉栓塞等。生理方面,胎儿和新生儿凝血相关因子水平较低,胎儿约于孕 10 周即可合成凝血因子,且随孕周增加合成;新生儿的维生素 K 依赖凝血因子及接触凝血因子(II 、VII、IX、X XI、XII和高分子量激肽原)水平较成人低 50%,且其合成凝血酶的能力低于成人。但是,由于胎儿和新生儿同时具有抗凝因子的生理性缺乏及纤溶能力较低的特性,所以形成了一种微妙的出凝血风险平衡,一旦该平衡被打乱就容易出现血栓栓塞性疾病。病理方面,脱水、败血症、新生儿窒息、红细胞增多症、产伤、动静脉畸形等多种疾则与血栓形成高度相关。另外,早产儿凝血因子水平及血小板功能均较低,且常见血流量和灌注压低的情况,所以更容易造成血管功能不全以及血管闭塞,易发生血栓形成。另外,母源性诱因,如产妇易栓症、先兆子痫、酒精和可卡因的使用、绒毛膜羊膜炎、脓毒症和糖尿病等也是引发胎儿及新生儿血栓形成的因素。

动脉血栓方面,以围生期动脉性卒中(perinatal arterial stroke,PAS)为例,PAS 发生在孕 28 周至产后 28 天之间,发生率为万分之1.7~9.3。PAS 的栓子源自颅内、颅外、心脏或胎盘,活产新生儿发病率为 1/4000。PAS 可能与妊娠、生产及部分新生儿疾病的并发症有关,新生儿窒息是 PAS 的重要危险因素,其他诱因还有胎盘绒毛血管的栓子、子痫前期、绒毛膜羊膜炎、胎儿心血管畸形、红细胞增多症和全身性感染。数据显示,约 50% 的围生期大脑缺血性卒中与基因缺陷有关,包括欧洲人常见的 V 因子 Lenden 基因突变和凝血酶原基因突变,以及东亚人群常见的蛋白 C、蛋白 S 和抗凝血酶缺陷。

静脉血栓方面,肾静脉血栓(renal vein thrombosis,RVT)是最常见的新生儿血栓,发生率为 5/10 万,1 岁后发病率显著下降。虽然成人RVT 罕见,但是对于儿童和新生儿来说,RVT 却是公认的潜在致命危险因素。RVT 患儿以持续性的肾脏损害为主要特征(目前尚不明确遗传性血栓性因素的作用)。其他系统的静脉血栓中,新生儿脑静脉栓塞相关脑瘫的发生率为 0.2%,该病病死率为 6%,半数患者有不同程度的神经系统后遗症,但因临床表现不特异,易误诊或漏诊。脑静脉窦静脉血栓(cerebral sinus venous thrombosis,CSVT)是一种严重并罕见疾病,发病率为 0.67/10 万,新生儿期发病率最高。研究表明,加拿大和德国CSVT 患儿分别有 41% 和 56.4% 存在血栓形成倾向,分别有 50% 和87% 进行了抗凝治疗。

获得性易栓症

儿童易栓症的危险因素较成年人更为复杂,动脉粥样硬化、高血压、高脂血、糖尿病、酗酒及吸烟等成人易栓症危险因素在儿童中甚为少见。除上文提示的继发于胎儿及新生儿的特殊凝血特征外，获得性易栓症常继发于多种儿童心脑血管病、代谢病、肿瘤及医源性损伤。

循环系统疾病

循环系统疾病显著影响凝血系统，是儿童易栓症的高危因素。

先天性心脏病患儿，尤其是紫绀型，由于存在严重的血液流变学异常，如全血黏度增高、红细胞聚集能力增强，易发生肺血管栓塞及脑栓塞，尸检也可见有深静脉血栓形成。对于部分患儿，正常情况下左心室压力高于右心室，血液自左向右分流，但在右心室血液流出受阻、肺动脉狭窄或肺动脉高压等情况下，血液流动的梯度发生逆转，心脏血栓从静脉流向动脉系统，导致心脑血管意外发生。

烟雾病，即自发性基底动脉环闭塞症，常伴颅底软脑膜和穿支动脉等小血管代偿性增生，并形成脑底异常血管网，在脑血管造影下酷似吸烟时吐出的烟雾，故称烟雾病，是引起儿童卒中的一个重要原因。既往认为该病是一种进行性脑血管闭塞低灌注性疾病，以血流动力学损害为主要发病机制，而现研究发现动脉－动脉的栓塞也是引发脑梗死的主要原因。该病在东亚发病率较高，临床儿童以 10~14 岁为发病高峰，病因尚不明确，遗传、血管生成和免疫炎症等因素均被认为与其发病机制相关。烟雾病的病理学研究发现，虽然在狭窄的双侧颈内动脉末端、大脑中动脉管壁上没有粥样硬化斑块，但有附壁血栓形成，扩张的烟雾血管内也可发现血栓，成分为纤维蛋白和血小板，这些附壁血栓有可能为微栓子的来源。

血液系统疾病

血栓形成在血液肿瘤中的发病率与高危实体瘤相当，是儿童血液系统恶性肿瘤较为严重的并发症和致死原因，其中以急性白血病更为常见。急性白血病患者肿瘤细胞中常富含促凝物质，且患者血管壁附着白血病细胞,其中原始单核细胞及粒细胞的胞体大则较容易在血管内积聚并产生淤塞,进而引发高凝状态。另外,此类患者易被病原微生物感染的特质,以及肿瘤相关药物的促凝特性也可引发血栓发生,如门冬酰胺酶可降低蛋白 S、蛋白 C、AT-III 等抗凝因子及纤维蛋白原合成减少,糖皮质激素可引发纤溶水平下降,进而引发或进一步加重血栓形成。血液系统恶性肿瘤引发的儿童血栓发生以 CSVT 较为常见。

其他血液系统疾病也可引发血栓发生,如阵发性睡眠性血红蛋白尿症(paroxysmal nocturnal hemoglobinuria, PNH)患者因溶血所致的大量游离血红蛋白释放可引发血小板聚集,且游离血红蛋白可直接结合 vWF,增加其与血小板表面的亲和力,令血小板大量结合纤维蛋白原进而引发高凝。另外, PNH 患者发生溶血后产生的毒性物质可直接损伤血管内皮细胞,引发血栓发生。但相较于成人 PNH 患者,儿童 PNH 并发血栓形成较为少见。

另外,儿童血栓性微血管病也是一类常见的以溶血性贫血、血小板减少和多器官功能障碍为主要特征的临床病理综合征,主要包括血栓性血小板减小性紫癜(thrombotic thrombocytopenic purpura, TTP)和非典型性溶血尿毒综合征 (atypical haemolytic uraemic syndrome, aHUS)。该类疾病的病理特征包括毛细血管内皮细胞肿胀及微血管管腔狭窄,血栓在部分微血管管腔内形成,进而影响多脏器功能。

免疫及肾脏疾病

免疫及肾脏疾病影响血管内皮、激活凝血系统,是儿童易栓症的高危因素。

川崎病,又称皮肤黏膜淋巴结综合征。川崎病免疫系统的高度活化,以及 T 细胞介导的异常免疫应答和因子的级联放大效应导致血管损伤。有研究显示,静脉血栓的形成原因与血液高凝状态、静脉血流缓慢和血管内皮损伤有关。近年来大量研究已证实,川崎病血管炎症与血液高凝及血栓之间存在紧密联系,一方面炎症促进高凝状态,另一方面凝血过程中产生的活化因子反过来影响炎症过程,其中血小板活化起着主要作用。

肾病综合征,患者常发生肢体深部静脉及肾静脉血栓,偶有颅内静脉窦血栓。机制包括:尿中丢失大量抗凝血酶、肝脏合成凝血因子增多(因子 V、Ⅶ 和纤维蛋白原升高)、血小板数目与功能增强和抗凝失衡以及纤溶系统组成发生改变等变化,引发血栓形成风险。此外,激素和利尿剂也可诱发血液高凝状态或血栓形成。

抗磷脂综合征,是一种非炎症性自身免疫病,临床上以动、静脉血栓形成和 / 或血小板减少等为主要表现,且患儿血清中存在抗磷脂抗体(antiphospholipid antibody, aPL),并与血栓形成密切相关。抗磷脂抗体是一组能与多种含磷脂结构的抗原物质发生免疫反应的抗体,主要有狼疮抗凝物、抗心磷脂抗体、抗磷脂酸抗体和抗磷脂酰丝氨酸抗体等,可通过影响凝血、抗凝和纤溶等多种途径引起血栓形成。

肿瘤

静脉血栓栓塞是肿瘤患儿常见的致命并发症,肿瘤患儿发生血栓有多重因素,包括肿瘤相关手术、创伤、中心静脉置管等,血液高凝状态、肿瘤病理类型等都是增加静脉血栓风险的因素。此外,细胞毒性化疗药物、激素治疗等也增加血栓栓塞和动脉栓塞的风险,如柔红霉素及长春新碱可通过血管刺激致血管内皮损伤而诱发血栓形成,门冬酰胺酶、柔红霉素也会增加促凝因素、抑制抗凝系统。

遗传代谢性疾病

高同型半胱氨酸血症是引发血栓形成危险因素,促进动脉粥样硬化性疾病的发展和增加静脉血栓形成风险。同型半胱氨酸在上皮细胞累积达到毒性浓度时,会严重损伤血管内皮、介导单核细胞黏附及平滑肌细胞增殖,增加血小板激活、影响血脂、促进细胞凋亡等,导致血栓发生。

感染

感染与儿童易栓症的发生也有密切的关联。缺血性脑卒中常是脑膜炎、脑炎、脑脓肿及败血症的并发症。水痘、人免疫缺陷病毒、流感细小病毒组 B19 及流感病毒 A 等病毒感染均与儿童缺血性脑卒中的发生相关,研究显示,感染水痘的患儿缺血性脑卒中的发病率较对照组高 3 倍。肺炎支原体感染易引发肺栓塞,其机制有血源性转移的肺炎支原体可能诱导的细胞因子,如肿瘤坏死因子 α、趋化因子和 IL-8 等影响血管壁的功能,最终造成局部血管炎或血栓性血管闭塞。此外,肺炎支原体感染后,免疫紊乱产生的血管炎及磷脂和 IgM 抗心磷脂抗体形成临时的高凝状态,共同导致深静脉血栓。有研究发现,来源于一些支原体(包括肺炎支原体)的脂聚糖,能够诱导人类单核细胞的促凝活性,引起抗心磷脂抗体、抗磷脂抗体 IgM 抗体滴度增加及 D- 二聚体和纤维蛋白原水平升高。

医源性损伤

随着经外周静脉中心静脉置管在临床普及,相关并发症也逐渐显露,主要包括导管堵塞、外渗,以及导管相关性感染、静脉炎、血栓形成等,其中中心静脉置管相关的血栓风险需进行综合评估和早期干预。静脉血栓栓塞不仅会造成非计划性拔管,患儿住院时间延长,住院费用增多,严重时甚至会导致肢体坏疽、休克和肺栓塞。

遗传性易栓症

1956 年,Jordan 和 Nadorff 首次描述了 40 多个有血栓栓塞性疾病的家族性倾向的患儿家系,但病因和机制不明。1965 年,抗凝血酶缺乏症被发现,但该病仅占静脉血栓患儿的一小部分。近 20 年后,科学家发现了另外两种血栓相关高危因素(蛋白 C 或蛋白 S 缺乏)可造成遗传性易栓症。1983 年,首例因纯合子变异引发蛋白 C 缺乏的患儿被确诊(该患儿同时合并暴发性紫癜)。这些早期研究通过评估大家系中特定分子标志物水平确诊相关疾病,后来随着基因检测技术的进步,遗传分析更多地被运用于该类疾病的辅助诊断。

与遗传性易栓症相关的小儿疾病包括新生儿暴发性紫癜、肾静脉、腔静脉和肝静脉血栓形成等。此外,肺栓塞及脑瘫都与遗传性血栓形成倾向相关。低于6月龄的婴儿是遗传性易栓症发作的高发群体。

在遗传性易栓症占比方面现仍有争议。一些队列研究认为,遗传性危险因素在儿童大多数血栓事件中不起决定性作用,但是人群中的杂合子携带者影响了这些研究的可靠性。既往研究的遗传性易栓症在儿童动静脉血栓中的比例差异极大,造成这种情况的原因可能有研究设计不同、遗传性血栓疾病定义不同、较小样本量和患儿人群差异等。

如在一个入组171名非脑静脉血栓患儿的加拿大随机临床研究中,13%血栓患儿存在促血栓形成危险因素,并不高于健康人群。相比之下,在纳入了285名患者的一项德国研究中,78%血栓患儿存在血栓形成危险因素。以上两个研究中,加拿大队列比德国队列年龄小得多(中位年龄2.3个月对6年),并且使用中心静脉的比例非常高(77%对18%)。此外,在加拿大队列中发生自发性静脉血栓的年龄较大的儿童中,60%确认了遗传性血栓形成倾向。

我国先天性易栓因素可能以抗凝蛋白缺陷为主。多项研究表明,具有多种血栓易患因素存在时,血栓危险度要比只有单一风险时高许多,遗传性易栓症患儿也常常是在获得性易栓状态下发生血管栓塞的。

基因异常对复发血栓是否产生影响?有研究认为合并有混合基因缺陷患儿的静脉血栓复发风险可能更高,有单个基因缺陷的患儿较正常儿童可能没有区别或只增加少量复发风险。

儿童易栓症的检测和治疗

新生儿、婴幼儿和儿童与成人凝血系统差别很大,较小患儿的血栓生化检测应独立于其他患儿,特别是低于 6 月龄的患儿(该年龄段最易发生血栓)。

儿童的凝血、抗凝和纤维蛋白溶解系统与活化途径与成人无异,但许多凝血因子的浓度在胎儿期和发育期间变化很大。血浆中许多凝血因子(Ⅱ、Ⅶ、Ⅸ、Ⅹ)和抗凝血蛋白在新生儿中较成人极低,在早产儿中更低,但实验室不太可能采集本地健康婴幼儿样本确定正常范围,因此在实践中需要综合评估。

血浆来源的浓缩物(蛋白质 C 或抗凝血酶)或新鲜冷冻血浆对急性期遗传性易栓症发作有效,其他治疗方式与成人类似。

儿童静脉血栓抗凝治疗的现行指南是从成人研究中推断出来的,大多数建议是针对年龄较大的儿童进行 3~6 个月的治疗。在新生儿静脉血栓指南中,建议抗凝治疗 2 周 ~3 个月。直至目前,儿童的最佳治疗持续时间、是否根据血栓形成倾向调整治疗时间都未确定。

最近的研究建议,采用基于风险的治疗小儿静脉血栓的策略,根据预后不良的风险(复发性血栓形成或血栓后综合征)调整治疗持续时间。该策略使用特定风险评估患儿特征,包括血栓诱发因素 / 环境、因子Ⅷ活性、D- 二聚体、遗传和获得性风险和血栓自身特征(范围和位置)。

编后:儿童从来都不是血栓的高危人群,一些对成人而言很严重的血栓诱因,比如手术、骨折、卧床等等,都不太容易对儿童产生影响,但是当患儿存在先天性心脏病、烟雾病或者有遗传性易栓基因突变,则很有可能诱发血栓形成。另外,在严重感染、实体肿瘤、血液病、自身免疫病(如抗磷脂综合征、川崎病)时,血栓风险就犹如隐匿深藏的魑魅魍魉一般,时时在孩子们的动、静脉血管内蠢蠢欲动,此时应高度警惕凝血紊乱的发展趋势,及早干预,避免血栓栓塞的发生。

第39章　静脉血栓风险的评估工具

易　群　任　静　门剑龙

在过去的 30 多年中，人们将静脉血栓的风险要素大致分为两类，包括疾病风险和医源性风险。一些医生在此基础上制订了几种静脉血栓风险评估模型，我们现统称为"血栓风险评分量表"。高质量的评分量表中不但包含有比较全面的风险要素，而且能对患者的风险程度进行量化分级，是指导医生实施血栓预防的重要工具，这一点对罹患全身性疾病的患者尤为重要。

静脉血栓风险评估工具概况

血栓风险评分量表属于整体评估工具，通过综合分析各种信息，获得对患者血栓风险的总体印象，帮助医生判断患者发生血栓的危险度，进而指导预防和治疗。此类评分工具涵盖常见的血栓风险要素（包括生理性、病理性、医源性和遗传性），同时还根据不同风险要素的机制特征对其病理角色进行权重赋值，以实现对患者血栓危险度的准确分级（危险度分层）。

目前，给评分量表中的风险要素进行权重赋值有两种方法。其一是根据多元分析中的风险比（hazard ratio，HR），这需要随机临床试验或队列研究来支持；其二是根据专家共识，但专家的意见可能会受到知识结构、专业分工、临床水平和商业因素的影响，易出现选择性偏倚或主观倾向。

主流的血栓风险评分量表都经过了大量临床验证和统计学处理，如随机临床试验、前瞻性队列研究、多元回归模型分析，因此在对血栓危险进行分级时非常有效(特别是识别高危患者)。常用的静脉血栓风险评分量表有 Caprini 评分(适用于外科手术患者)、Padua 评分(适用于非手术患者)和 Khorana 评分(适用于门诊化疗的癌症患者),此外还有一些评分量表,如妊娠期和产后阶段的 VTE 风险表、创伤后静脉血栓风险评估表等,其有效性尚待前瞻性的临床验证。

Caprini 评分

1988 年,Glenbrook 医院 Joseph A Caprini 团队在外科开展了一项静脉血栓栓塞症风险评估研究,他们根据各种静脉血栓诱因制作了一个风险评分表,开始尝试性预测患者的血栓危险度。1989 年,Caprini 通过观察 538 例外科手术患者,初步验证了这种方法的有效性,后经不断增减内容,最终于 2005 年发表。那一年,Michigan 大学健康中心采用 Caprini 评分对内、外科患者进行风险评估,并根据风险等级来指导静脉血栓预防。2008 年,该中心采用回顾性研究对 Caprini 评分进行验证,研究纳入了 8216 例内科和外科住院患者。结果显示,通过评分量表获得的分值与血栓发生率显著相关。2009 年,Caprini 再次完善了这个评分表。

这就是现在临床广泛应用的"Caprini 血栓风险评分量表"。

2010 年,一些医生采用大型回顾性数据研究对 Caprini 评分表进行验证,结果显示,无论是"预定义"还是"设置临床场景",Caprini 评分表都可以有效识别静脉血栓风险。2012 年,美国胸科医师协会(American College of Chest Physicians,ACCP)在第 9 版《基于循证医学的抗栓治疗与血栓预防临床实践指南》中,推荐 Caprini 评分用于非骨科手术患者的静脉血栓风险预测,2016 年的第 10 版指南继续做了推荐。

2018 年,中国《肺血栓栓塞症诊治与预防指南》中明确推荐了 Caprini 评分用于外科手术患者的静脉血栓风险评估。

Caprini 评分表(表 39-1)包括 40 余种风险要素,涵盖了住院患者常见的静脉血栓风险因素,将危险层级分为:极低危(0 分)、低危(1~2

分）、中危（3~4 分）和高危（≥ 5 分），危险分层定值标准在不同专业有一定差异，总体而言，中、高危的患者须进行主动预防（此前应详细评估是否有出血禁忌）。在无高度出血风险时，低危患者建议下床运动或机械预防，中危患者根据情况实施药物预防或机械预防，高危患者（≥ 5分）推荐药物预防或药物预防联合机械预防。需注意，任何血栓风险评分量表在临床应用之前，均需进行充分的临床验证和适用性评价，以适合该地域患者群的特点（本地化），同时在实践中还要不断完善。

表 39-1 Caprini 静脉血栓风险评分量表

1 分	2 分	3 分	5 分
年龄 41~60 岁	年龄 61~74 岁	年龄 ≥ 75 岁	脑卒中（<1 个月）
小手术	关节镜手术	静脉血栓病史	择期关节置换术
体重指数 >25 kg/m²	大型开放手术（>45 分钟）	静脉血栓家族史	髋、骨盆或下肢骨折
下肢肿胀	腹腔镜手术（>45 分钟）	凝血因子 V Leiden 突变	急性脊髓损伤（<1 个月）
静脉曲张	恶性肿瘤	凝血酶原 G20210A 突变	
妊娠或产后	卧床 >72 小时	狼疮抗凝物阳性	
有不明原因的或者习惯性流产史	石膏固定	抗心磷脂抗体阳性	
口服避孕药或激素替代疗法	中央静脉通路	血清同型半胱氨酸升高	
脓毒症（<1 个月）		肝素诱导的血小板减少症	
严重肺病，包括肺炎（<1 个月）		其他先天性或获得性血栓形成倾向	
肺功能异常			
急性心肌梗死			
充血性心力衰竭（<1 个月）			
炎症性肠病史			
卧床患者			

Padua 评分

在 2012 年的 ACCP 第 9 版《指南》中，还推荐了"Padua 血栓风险评分量表"（表 39-2），用于对非手术患者进行静脉血栓风险预测。Padua 评分表中，<4 分为"低风险"，≥ 4 分为"高风险"，有研究显示，低风险患者的静脉血栓发生率仅为 0.3%，而高风险患者可达 11%。相比于 Caprini 评分，Padua 评分在国内应用较少，因为一个医院内同时使用两套评分会造成临床使用不便。另外，一些医生发现 Padua 评分在某些复杂临床情况下的诊断敏感性不足。

表 39-2　Padua 静脉血栓风险评分量表

危险因素	评分
活动性恶性肿瘤，患者先前有局部或远端转移和(或)6 个月内接受过化疗和放疗	3
既往静脉血栓栓塞病史	3
制动，患者身体原因或遵医嘱需卧床休息至少 3 天	3
已有血栓形成倾向，抗凝血酶缺陷症、蛋白 C 或蛋白 S 缺乏，因子 V Leiden 突变、凝血酶原 G20210A 突变、抗磷脂综合征	3
近期(≤ 1 个月)创伤或外科手术	2
年龄 ≥ 70 岁	1
心脏和(或)呼吸衰竭	1
急性心肌梗死和(或)缺血性脑卒中	1
急性感染和(或)风湿性疾病	1
肥胖(体重指数 ≥ 30kg/m^2)	1
正在进行激素治疗	1

在 Padua 评分和 Caprini 评分表中，有一些化验指标，如抗凝血酶、蛋白 C、蛋白 S、狼疮抗凝物、同型半胱氨酸、肝素诱导的血小板减少症抗体、因子 V Leiden 突变、凝血酶原 G20210A 突变等，这些指标的分值都是 3 分。事实上，我们在进行评估时，并不需要常规性检查所有这

些化验指标,而只是对符合检测规则的高危人群进行上述指标的检测。

主要的检测规则包括:①抗凝血酶、蛋白C、蛋白S检查,患者需有易栓症的病史和/或家族史;②狼疮抗凝物,患者需符合抗磷脂综合征的高危标准(详见第10章);③同型半胱氨酸检查,患者需符合高龄、妊娠、有获得性或遗传缺陷的临床表现;④肝素诱导的血小板减少症抗体,患者需有100天内的肝素用药史,且4Ts评分为中、高度可能性;⑤因子V Leiden突变、凝血酶原G20210A突变有明显人群差异,患者几乎都是高加索人种或血统。

Khorana 评分

门诊的癌症患者血栓风险较少,通常不需常规性抗栓治疗,但如合并其他血栓风险因素(同时出血风险较低)时,应考虑预防性抗凝。这里提到的血栓风险因素包括(但不限于)静脉血栓病史、高凝状态(如D-二聚体显著增高)、易栓症、制动、肥胖、严重感染、激素治疗、血管生成抑制剂等。

对于门诊的癌症患者,血栓风险常随治疗因素和环境因素而增加,进行血栓预防往往是比较困难的,不但患者的依从性较差,而且缺乏静脉血栓风险的监测手段。目前简便快捷的方法是化验D-二聚体,以判断患者是否有高凝状态(应选择高敏感度的D-二聚体检查方法)。

Khorana静脉血栓风险评分量表(简称Khorana评分,表39-3),主要用于门诊接受化疗的癌症患者,该评分将血栓风险分为低危(0分)、中危(1~2分)和高危(≥3分)三类,其中高危患者的静脉血栓发生率显著高于其他人群,应进行积极抗凝用药。

Khorana评分中的要素非常简单,包括肿瘤的位置、血常规化验、体重指数,许多研究表明,用这个简单的评分表可对门诊癌症患者的血栓风险早期预警,进而通过积极预防性抗凝用药(如低分子肝素,低危人群亦可使用利伐沙班),能大幅降低此类患者的血栓风险(同时需注意出血风险)。

表 39-3　Khorana 静脉血栓风险评分量表

风险因素	分值
癌症位置	
极高危:胃、胰腺和高分级胶质瘤	2
高危:肺、淋巴、妇科、胆囊、睾丸	1
血小板计数 >350 × 10⁹/L	1
血红蛋白 <100 g/L 或使用促红细胞生成素	1
白细胞计数 >11 × 10⁹/L	1
体重指数 ⩾ 35 kg/m²	1

后来欧洲有研究将 D-二聚体和 P-选择素加入了 Khorana 评分,将"高危"又细分为"中高危"和"高危",进一步增强了 Khorana 评分对癌症患者静脉血栓高风险的识别能力。

其他静脉血栓风险评分量表

除上述常见的血栓风险评分外,还有一些领域也正逐步形成 VTE 风险评估体系,但尚待完善和临床验证。

其一是妊娠期和产后阶段的 VTE 风险评估。该人群中的血栓风险大致有三类,包括既往已存在的风险(遗传性抗凝血酶缺乏、蛋白 C 缺乏和蛋白 S 缺乏以及获得性的狼疮抗凝物、中度和高滴度的抗心磷脂抗体或 β₂- 糖蛋白 I 抗体阳性、年龄 >35 岁、癌症、心力衰竭、系统性红斑狼疮活动期、炎症性肠病、肾病综合征、糖尿病合并肾病、镰状细胞病、孕前或妊娠早期时体重指数 >30 kg/m²、吸烟、瘫痪等)、妊娠相关风险(多胎妊娠、子痫前期、剖宫产、分娩时间 >24 h、死胎、早产、产后大出血)、新发风险或短暂风险 [呕吐、脱水、辅助生殖技术相关的卵巢过度刺激综合征、长时间制动、全身性炎症(肺炎、肾盂肾炎、产后伤口感染)],虽然上述风险因素被普遍确认,但直至目前还没有形成临床广泛接受的评分系统。

其二是应用于创伤患者的静脉血栓形成危险度(risk assessment profile for thromboembolism，RAPT)评分,内容包括:病史(肥胖 2 分、恶性肿瘤 2 分、凝血异常 2 分、VTE 病史 3 分)、年龄(40~60 岁 2 分、60~75 岁 3 分、>75 岁 4 分)、创伤程度(简明损伤定级 AIS:胸部 >2 分、腹部 >2 分、头部 >2 分、脊柱骨折 3 分、格拉斯哥昏迷评分 GCS<8 分持续 4h 以上 3 分、下肢复杂骨折 4 分、骨盆骨折 4 分、脊髓损伤,包括截瘫及四肢瘫痪 4 分)、医源性损伤(中心静脉导管 >24h 2 分、24h 内输血 >4 个单位 2 分、手术时间 >2h 2 分、修复或结扎大血管 3 分)。RAPT 评分≤ 5 分为低风险(DVT 发生率 3.6%)，5~14 分为中等风险(DVT 发生率 16.1%)，>14 分为高风险(DVT 发生率 40.7%)。现阶段,由于缺乏多中心的前瞻性临床验证,RAPT 评分的有效性和安全性有待观察。

静脉血栓风险评估表与诊断性评分

需要注意的是,临床上还有两种广泛应用的评分系统,即 Wells 评分和 Geneva 评分,这两种评分与 Caprini 评分和 Padua 评分是完全不同的。

Caprini 评分和 Padua 评分的领域是尚未发生血栓的人群(但可能有静脉血栓风险),目的是评估这些患者将发生静脉血栓的危险程度,属于预测工具。使用 Caprini 评分或 Padua 评分,可以指导医生有针对性地对高危患者实施预防性干预(抗凝用药和 / 或物理预防),缓解高凝状态,降低患者发生静脉血栓的风险,在临床应用的时间顺序上,要早于 Wells 评分和 Geneva 评分。

Wells 评分和 Geneva 评分则属于诊断性评分(表 39-4),是医生通过分析病史、临床表现和体征等指标,评估疑似血栓患者发生静脉血栓的临床可能性(此时患者往往出现了某些血栓栓塞的症状或阳性病史),为进一步检查和治疗提供依据,属于诊断工具。Wells 评分或 Geneva 评分显示有中、低度临床可能性时(不典型患者),应进行 D-二聚体化验,阴性者排除诊断静脉血栓,阳性者做进一步影像检查;如患者为高度临床可能性时(说明患者很有可能是急性血栓形成),可直接进行影像检查。一些医生将 Wells 评分和 Geneva 评分作为静脉血栓风险评估工具来指导预防性抗凝治疗,这是错误的,而且非常不安全,会漏掉大批有风险的患者。

表 39-4　肺血栓栓塞症临床可能性评分表(Wells 评分)

简化 Wells 评分	计分
肺血栓栓塞症或下肢深静脉血栓病史	1
4 周之内制动或手术	1
活动性癌症	1
心率(每分钟)≥ 100 次	1
咯血	1
下肢深静脉血栓症状或体征	1
其他鉴别诊断的可能性低于肺血栓栓塞症	1
临床可能性	
低度可能	0-1
高度可能	≥ 2

编后:工欲善其事,必先利其器。这些血栓风险评估工具就是预防静脉血栓发生的利器,而且简单易行,几乎没有花费,对于适合的人群,使用得越普及些,人间悲剧就会越少些。

第 40 章　踝泵运动

陈　虹　周俊豪　门剑龙

踝泵运动(ankle pump),是一种预防腿部静脉血栓的方法,简单易行,却非常有效。这套动作不需器械,也不惮空间狭小,只需几分钟,即可产生良好效果。踝泵运动是通过踝关节的屈曲、外展、旋转等姿态,带动下肢肌肉收缩,加快血液向心回流,同时还能加快腿部血液流速,降低血栓风险。对于长途旅行、办公久坐和运动量小的人群非常适合。

外出旅行时,人们不得不长时间把身体塞进狭小的座位里,无论是航班、自驾、巴士还是火车,都需警惕"旅行者栓塞"(也称为经济舱综合征)。

任何形式的长途旅行都必然造成久坐不动,超过 4 小时,就会明显增加静脉血栓形成的风险,特别是对于中老年人,这种隐患很有可能变成真实的麻烦。

"旅行者栓塞"的可怕之处在于,其能够让血栓风险在短时间内最大化,这些风险因素包括:既往有血栓病史或遗传性血栓疾病、活动性(或隐匿性)癌症、近期有手术或创伤史、高龄、使用糖皮质激素、口服避孕药或者其他雌激素制剂、妊娠,此外还有——那种坐在靠窗位子上看手机或发呆的肥胖人士。

踝泵运动,是一种屈伸踝关节的运动,通过踝关节的屈曲、外展、旋转等姿态,带动下肢肌肉收缩,加快血液向心回流,促进肿胀消除。同时,踝泵运动能加快腿部的血液流动速度,改变静脉血流环境,降低血栓风险(血液流速加快本身就有预防血栓的作用)。

踝泵运动的标准方法有两套：

其一，坐位或平卧，首先放松大腿肌肉，先慢慢地以最大角度地向上勾脚，尽可能使脚尖朝向自己，保持 10 秒（称为"跖屈动作"）；后用力绷脚，将脚尖尽力向下踩，以最大角度保持 10 秒（称为"背伸动作"）。同时，进行踝关节的旋转动作可以带动更多的肌肉收缩放松（还可预防肌萎缩）。

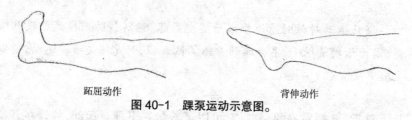

跖屈动作　　　　　　　　　　　　　背伸动作

图 40-1　踝泵运动示意图。

其二，在跖屈、背伸动作的基础上，再加上踝关节的内翻和外展动作，构成一组，分别以顺时针、逆时针两个方向交替进行，这套动作对于促进腿部静脉血液回流效果更好。

踝泵运动之所以能够预防深静脉血栓，是因为当脚尖向下踩时，小腿三头肌收缩变短，胫骨前肌肉放松、伸长；当脚尖向上勾的时候胫骨前肌肉收缩变短，小腿三头肌伸长；腿部肌肉在收缩时，会像泵一样挤压血液和淋巴液向心性回流，腿部肌肉放松时，后续的血液又重新流入，这样反复几个循环，就能有效加强整条腿的血液循环（踝泵运动一次做多久，做多少个循环，因人而异）。

对于久坐超过 4 小时的旅行者，如果本身已有血栓风险，除了踝泵运动，建议采取如下的预防措施：每 1~2 小时走动一次，避免酗酒和使用镇静剂，不吸烟，多饮水（成人 24 小时饮水量 1500~2000 mL，根据时间调整饮水量），不穿紧身裤子，有高风险的旅行者可在咨询医生后决定是否使用加压弹力袜。

踝泵运动在病房里也是重要的血栓预防措施。除了踝关节手术患者不能练习以外，无论是下肢骨折、关节置换（包括髋和膝关节）、肌肉或者韧带肌腱的手术，还是长期卧床的患者，只要足部没有被石膏、支具固定，都可以放心大胆地进行踝泵运动。

手术患者在麻醉消退后，即可开始踝泵运动，应每日坚持直至下床活动，这样可以促进下肢静脉回流，避免血流滞缓，减轻术后下肢水肿，有效预防腿部血栓发生。此外，对于长期卧床或日常活动受限的患者，踝泵运动配合物理预防措施，安全易行，减少患者不适，同时降低经济负担。

踝泵运动对帮助消退手术后腿部肿胀、预防静脉血栓的效果非常好，因为活动量很小，不会牵动身体其他部位，只是踝关节在运动，所以也非常安全。

编后:此刻看书的朋友们，可以试着做一下踝泵运动，估计在开始时小腿有些酸胀，但几个动作之后就会颇感轻松，如能站起来走几步，依圣人之步态，稍做邯郸之姿，必然大有裨益，大畅襟怀，顿觉生活如此美妙，上天待尔不薄，试试吧。

第41章 物理预防

田红燕 李 尤

　　静脉血栓的预防主要包括物理预防和药物预防,低危人群可采取物理预防措施,中、高危人群往往需要联合药物预防和物理预防。物理预防也称为"机械性预防",该方法可促使腿部静脉血流加速,减轻血液滞留,降低手术后深静脉血栓的发生率,主要类型有分级加压弹力袜或医用弹力袜、间歇充气加压装置和足底静脉泵。

下肢深静脉血栓的临床特征

　　血栓性疾病是循环血液在血管中或心腔内形成异常的血凝块,导致血液回流障碍引起的一组疾病。简单来说,血液凝固是由于凝血系统、抗凝血和纤维蛋白溶解系统失去动态平衡,形成了血栓,就像塞子一样堵塞血管,引起血流减少甚至中断或回流不畅,使相关器官缺血或血液瘀滞,最终导致严重并发症。

　　静脉血栓栓塞症是临床常见的一组多病因疾病,包括深静脉血栓形成和肺栓塞,本质上它们是同一疾病在不同发病部位和不同患病阶段的不同表现,有病因复杂、预后不良和致残致死率高的特点。静脉血栓栓塞症被称为"隐形杀手",可怕之处在于发病前往往无明显症状,一旦发生,常危及生命。腿部深静脉血栓主要表现为一侧或两侧肢体突然肿胀、疼痛,皮肤色素沉着和张力增高,患肢行走或活动后易疲劳或肿胀加重,抬高后肿胀减轻,严重者可出现股白肿甚至股青肿。静脉血栓一旦脱落,可随血流进入肺动脉,引起肺栓塞。

　　肺栓塞的临床表现多种多样,缺乏特异性,症状往往取决于栓子的大小、数量、栓塞的部位以及患者的一般情况和基础疾病。临床上的典型患者多有"肺栓塞三联征"（呼吸困难、胸痛及咯血）。对于有潜在风险的人群，应进行全面评估，及早识别静脉血栓高危个体，并根据血栓形成的危险度进行有针对性的干预，可以从源头上降低静脉血栓的发生风险。

物理预防

物理预防也称为机械性预防，该方法可促使腿部静脉血流加速，减轻血液滞留，降低手术后患者深静脉血栓的发生率，主要类型有医用弹力袜、间歇充气加压装置和足底静脉泵。

物理预防方法的原理是阻止深静脉扩张，保护静脉内膜不致损伤，并有防止足、股部静脉血流迟缓，促进血液回流，增加静脉血液流速的作用，以降低患者发生下肢静脉血栓的危险。与药物预防相比，物理预防的优势是避免了出血并发症，适用范围广，但预防血栓的效果稍差一些，还可能在使用过程中导致已形成的血栓脱落引起肺栓塞，因此不能替代药物预防。物理预防主要是用于有高度出血风险的患者或作为预防性抗凝治疗的辅助手段。

静脉血栓的预防主要包括物理预防和药物预防，低危人群可采取物理预防措施，中、高危人群宜采用抗凝药物预防联合物理预防。

物理预防的使用规则包括：①适合物理预防联合药物预防的患者；②出血性或缺血性脑卒中，抗凝预防弊大于利的患者或有抗凝禁忌的患者，只能应用物理预防手段；③患肢无法或不宜应用物理预防的患者，可以在对侧下肢实施预防；④对于静脉血栓中、高危患者，若同时存在较高出血风险或出血并发症，应使用物理预防直至出血风险降低后，再加用药物预防。

医用弹力袜

医用弹力袜,主要通过加强外部机械支撑,借助专业的压力梯度设计,从脚踝处向上,压力逐级递减,从而增加静脉血流速度,降低静脉高压,恢复静脉瓣膜功能,促进下肢静脉回流,减轻疼痛和肿胀的症状,适用于低风险人群。需注意,长筒弹力袜在穿着过程中,如使用方式不当,反而会形成"止血带作用",造成下肢动静脉血流异常。在腿部形成血栓的急性期,患者不宜使用弹力袜。

需注意,中筒弹力袜易松,脱落至脚踝,压力梯度消失,不能到达真正的预防效果。

间歇充气加压装置

间歇充气加压装置,通过增加双下肢及双足的浅静脉压力,使血液更多分流于深静脉,加快静脉回流,减轻血液瘀滞。该装置简单易行,很好地解决了术后由于疼痛导致患者拒绝进行下肢功能锻炼的问题。与不采取措施预防相比较,应用间歇性充气加压装置使血栓发生率减少了60%,适用于低风险人群(优先推荐)。

间歇充气加压装置不适用于已发生深静脉血栓、怀疑或证实有严重外周动脉疾病的患者,另外,在使用中应防止在加压驱动过程中引起血栓脱落或加重肢体已有的缺血症状。

足底静脉泵

足底静脉泵,是模仿足底正常行走和负重时静脉系统生理性功能,由一个可以膨胀的足底缓冲器和一个专用的脚套组成,通过软管与压力泵相连,当足底缓冲器膨胀,产生压力,足底静脉受到压迫,血液向足背流动,促进下肢的静脉回流。与间歇充气加压装置相比,足底静脉泵更容易穿戴,且对患者术后静止状态影响较小,患者的依从性较高。

足底静脉泵同样不适用于已发生深静脉血栓和有外周血管疾病的

患者。

物理预防的禁忌

物理预防的禁忌包括：①充血性心力衰竭、肺水肿或腿部严重水肿的患者；②患有下肢深静脉血栓、血栓性静脉炎或肺栓塞且未经过正规抗凝的患者；③腿部局部情况异常（如皮炎、坏疽、近期接受皮肤移植手术）、下肢严重动脉硬化或各种缺血性血管病、腿部严重畸形。

在脊柱手术后的抗血栓治疗时，手术前或手术时就开始使用下肢机械加压装置，应直到患者完全恢复活动为止；常见的后路择期脊柱手术（主要包括椎间盘切除术和减压术）不推荐药物预防，如伴有血栓形成高危险因素则考虑药物预防；在进行药物预防时应密切监测神经功能状态。

编后：静脉血栓的物理预防，是静脉血栓低危患者和血栓高危伴出血风险患者首选的预防措施，可以显著减少静脉血栓的发生率。另一方面，由于抗凝药物是更有效的血栓预防手段，所以对于血栓中高危患者，当出血风险不高时，应同时考虑抗凝药物预防；对于合并有出血（风险）的血栓高危患者，一旦确认已充分止血和出血风险降低时，应恢复使用药物预防。

第 42 章　随笔

翟振国

医院是一个充满希望和温情的地方。医生和护士也许无法分担你疾病的痛苦和悲伤,但总有人会默默守护你,给你最温暖的照护。因为除了家人,他们是最希望你能够顺利和康复的人。这里,处处有温暖和关爱……

从周五到今天下午,每天会诊肺动脉高压患者,越来越感到患者及家属的不容易,越来越体会到作为医生,普及、教育、宣传的重要性。

(1)54 岁女性患者,活动后气短 4 年,长期按照冠心病治疗不见好转,从未抗凝治疗,CTPA 显示主干血栓并钙化。

(2)55 岁男性患者,反复诊断特发性肺动脉高压 10 年,曾怀疑过肺栓塞,但从未规律抗凝,辗转全国各地,行 CTPA 主干见附壁血栓。

(3)69 岁老年男性,曾怀疑慢阻肺、哮喘多年,直至心衰加重,肺心病体征明显,行 CTPA,肺动脉主干几乎接近阻塞。

要点提示:

(1)肺动脉高压"求因"至关重要,不要忘记有可能治愈的肺栓塞。

(2)不能只用冠心病、哮喘解释呼吸困难,或者只考虑常规治疗效果不好的"冠心病""哮喘",应该跳出原来的诊断思路,想一想,还有其他可能。

(3)长期、规范的抗凝治疗至关重要,不要轻易停药。

（4）尽管肺动脉血栓内膜剥脱手术已经使慢性血栓栓塞性肺动脉高压的治愈成为可能，还是希望大家对于肺栓塞能够早期发现、早期诊断、规范治疗，以防止肺栓塞复发和慢性血栓栓塞性肺动脉高压。

（5）多学科的交流与合作至关重要，每一个医生的知识和能力有限，有所能，有所不能，多沟通，多交流，多合作，多会诊，换位思考，于己于人，都很重要。

2018 年 6 月 8 日

又是忙碌的一周，多学科会诊、CTEPH 术前讨论、患者宣教、右心导管和肺循环血流动力学评价……最开心的，中日医院呼吸中心终于有了自己的介入导管平台，我们的肺栓塞与肺血管病团队、CTEPH 手术和介入团队可以有更多的时间和空间开展血流动力学评估和多学科诊疗，近一段时间联系 10 多例的介入诊疗，辛苦了我的弟兄们，也感谢呼吸诊察和介入平台的老师们协助。

路漫漫其修远兮……

2018 年 6 月 21 日

昨天上午，我在出特需门诊时，遇到一位来自云南的年轻母亲，在剖宫产术后半年出现活动后气短、爬两层楼都困难的症状，当地医院超声显示肺动脉压力 75mmHg，医院诊断为"特发性肺动脉高压"。

这位年轻患者一进诊室，就控制不住自己的眼泪，不停地问我："我是不是真的得了原发性肺动脉高压？我是不是活不了几年了？我这个病还有希望吗？""能告诉我还能陪孩子几年吗？我只希望能够有足够的时间多陪陪孩子。"对孩子的爱和对疾病的彷徨失措与无助在这位年轻患者的脸上交织。我深深理解她的心情，用了将近半小时的时间，向她和她的丈夫做了详尽的解释，并建议她住院做进一步系统检查。我不知道这样做能给她带来多少希望，但还是希望能够通过团队的努力，给她准确的评估，制订相应的方案，给这个妈妈、这个家庭和他们的孩子带去曙光。

最近看到许多肺动脉高压年轻患者,带着迷茫与彷徨,不远千里或跋山涉水来看病,尽管不能解决所有的难题,但希望能竭尽全力舒缓他们心底的焦虑与痛苦。每每看到患者期冀的眼神,感受到患者感激的心情,都会触动我心底的那份敏感神经,经常情不自禁地眼眶湿润。

自从穿上白大褂,医生就把自己的命运和患者的健康与生命紧紧连在一起。当医生耗尽心血处理和救治患者时,自然就会和患者以及他的家人结下不解之缘,把他们当成生死相依的战友。医生的眼泪,是情感的结晶,是心灵的震撼。

希望开心的人永远快乐,希望不开心的人快乐起来。正如习总书记所言:"幸福都是奋斗出来的。"

2018 年 8 月 3 日

今天收到一个短信和一张照片,是 2 年前治疗的慢性血栓栓塞性肺动脉高压的小伙子的妈妈发给我的:"孩子高考成绩优异,且被名牌高校录取了。"

去年的春节之前,我们 CTEPH 团队为孩子成功地进行了肺动脉血栓内膜剥脱手术,术后肺动脉压力完全恢复正常,而且完全恢复到正常生活状态,并能够顺利地参加高考,取得优异成绩,孩子的妈妈和家人的感激之情溢于言表,我们的整个团队也为孩子及家人感到由衷的高兴。医生的点滴幸福感觉也许就来源于这小小的成就……

感谢 CTEPH 团队每一位成员的辛勤付出,我们的努力,会给一个孩子带来希望,会给一个家庭带来幸福。

2018 年 9 月 23 日

阳光暖暖地洒在身上,不急也不躁!

2018 年 9 月 30 日

两个月内,连续 6 例肺动脉血栓内膜剥脱手术,1 例肺动脉内膜肉瘤手术,一例比一例艰难,但是 CTEPH 团队还是顶着重重压力,应对着一个又一个的挑战。每一次讨论、每一次争论、每一次努力,都是为了一个目标,能给慢性肺栓塞患者提供更好的照护,给饱受心衰痛苦折磨的患者提供新生的机会。过节了,下班了,他们还在认真地分析着病情,探讨着最佳的处理策略。

辛苦了,我的弟兄们……

2018 年 8 月 9 日

故事的主人公,曾经牵动过无数人的视线,而作为临床医生,更多的是关注患者的救治。尽管感觉非常困难,还是要应对挑战。从 2018 年 5 月 3 日,在无锡人民医院医务处的统筹安排下,组建了 50 余位专家组成的多学科诊疗和救治团队,包括呼吸中心、肺移植、胸外科、ICU、妇产科、新生儿科、麻醉科、体外循环、营养、康复、心理等诸多学科领域的专家团队,奋战三个月左右的时间,过程可谓艰辛。

至今还记得多次和呼吸中心吴波教授讨论病情和治疗方案,清晰记得在病情最为严重的肺动脉高压危象环节,不知何去何从的时候,夜间 2∶30 赶到无锡,清晨 5∶30~7∶00 与吴波主任、王大鹏大夫共同查房讨论病情,夜间、凌晨与阜外医院柳志红教授、安贞医院顾虹教授和国内部分肺血管病领域专家沟通交流,最终制订了相对稳妥的治疗方案;这一例患者经历了肺动脉高压几乎所有的临床并发症,接受了几乎所有的治疗和手段。我们不能一概而论地讨论哪种方案的优劣,更多的是综合评价与处理。如果不是肺移植,可能主人公真的挺不过这一关。

再次强调,肺动脉高压患者不建议妊娠,孕产妇合并肺动脉高压非常凶险,病死率高。在无锡人民医院妇产科、ICU、呼吸中心、肺移植与肺动脉高压、ECMO 等多学科团队的努力下,在国内诸多专家的共同努力下,这一例患者结局还好。但是,此类型患者总是比较脆弱,需要谨慎处理,临床上如果再有类似病例,还会这样幸运吗?(背景介绍:2018 年初,某人民医院产科接诊了一位特殊的孕妇,患有先天性心脏病、房间隔缺损伴重度肺动脉高压 Esenmenger 综合征。在目前的所有研究中，此类患者的妊娠结局极差，可以说是"九死一生"，无论国际还是国内的临床指南中都明确建议严格避孕、禁止妊娠。医院为挽救母子俩生命，顶着巨大的风险，多学科协作，历尽艰辛，终于帮助这位孕妇成功分娩，并且在产后 12 天为她进行了双肺移植和心脏修补手术，后来母子平安出院。

2018 年 8 月 17 日

医学，永远是技术、艺术和人文的综合体。对于一个医生而言，精湛的技术水平和前沿的专业知识只是帮助患者战胜疾病的基础，而发自内心的关怀和尊重，则能让患者在与疾病斗争的道路上走得更远；我们更多的时候，不单单是面对一个患者，还有患者的父母、子女、家人、朋友。一个好的医生，必是既要精于医术技术，解除患者身体的病痛，又要学会艺术地平衡各种关系，善于人文关怀，用真情去疏解患者和家属心理的煎熬。

其实，做一个有温情的医生并不容易……

近几天，繁忙的临床工作并没有让自己感到劳累，而无数个情景的出现却让自己不断接受着心灵的冲击和洗礼。一天从早到晚，门诊、病房、ICU，穿梭着，忙碌着，面对无数个不远千里来诊的患者，有白发苍苍的老母亲陪着年轻的患病女儿，有年轻的妻子陪伴生病多年的丈夫，有刚刚步入工作岗位的大学生陪伴生病的妈妈，有中年儿女带着八旬老母来京求医……面对疾病的痛苦，有多少人能够冷静面对呢？面对久病的陪护，有多少人又能够始终坚持呢？

做医生这么多年，见过很多的悲欢离合，见过很多的相濡以沫，亲情、爱情、温情，永远是希望大于失望。

一位生病 17 年的慢性肺病患者，感觉拖累了自己的丈夫和女儿，咬断自己输液的管路，拔掉自己输液的针头，幸亏大家及时赶到。这位冷静的患者，和我交流了很长时间，希望我能够帮她解脱，她告诉我，只有这样,我才是位好医生,否则就是一个绝情的医生、不负责任的医生,而且是一位悲情的医生。我没有直接去批评她的做法,也没有反驳她对我的评价,只是顺着她的思路,聊聊她的家庭、她的丈夫、她的女儿、她的工作、她的爱好……直到她的女儿赶过来,我才把后边的任务交给女儿去做。

今天再去查房,患者情绪好了很多,不再想其他事情。她只是对我说,"昨天我用重重的石头敲打你的身体和精神,而你一直用轻轻的棉花来撞击我的心灵……",临走前,我问了一句:"你还有什么不舒服吗?憋气吗?"患者说:"我很不舒服,但不是憋气!"我能体会到,对于很多慢性患者而言,可能已经习惯了疼痛、胸闷、憋气、心慌的不适,但最让他们不能忍受的,其实是心灵的煎熬,对疾病的彷徨和恐惧,对家人的拖累和歉疚,这种不舒服,是难以用任何语言来形容的。

回到现实生活中,还有这么多复杂危重的患者需要处理,还是先努力提高技术吧……

2018 年 9 月 27 日

（写在中日医院万钧博士的《旅德访学札记》之后）

万钧大夫的观察细致入微,感同身受!相信万大夫的收获与感悟会影响到我们的团队,让我们的团队不仅仅成为好的医疗救治团队,更能够成为好的人文关怀团队!让我们救治的患者不仅仅能感受到精细的照护,更能够感受到诚挚的关爱!

具体来讲,在临床工作中,当与患者直接交流时,德国同行是如何考虑患者切身感受的?

在超声操作期间,患者取左侧卧位,而操作者恰处在左侧,始终面向患者,与之进行直接、轻松的交谈,这样方便操作,也可以减轻患者的不适、紧张以及身体暴露的尴尬;在操作铺巾时,他们会尽量不遮盖患者的眼睛,以避免患者因视野受限而带来不适;在右心导管操作进行血管穿刺时,他们会同时进行血压测量以转移患者的注意力;右心导管漂浮到心腔内时可能会诱发心律失常而产生紧张、恐惧，他们会握住患者的手给予鼓励和安慰；当操作时间过长，患者需要小便时，他们会在其小便同时把水龙头打开，流水声可以减轻患者的尴尬；操作过程中，医生、护士会与患者选择一些轻松的话题进行交谈，以尽量让患者处在放松的状态。

以上措施考虑到了诸多细节，我想可以用"细致"来形容，而其处理均考虑到患者的切身感受，也可谓"周到"。细致而周到的人文关怀，都是为了减少因操作而给患者带来的不适，同时也是为了获得稳定的最佳结果。

患者不单纯是生物学上的概念，而首先是患病的"人"，现代医学模式也已经转变为"生物—心理—社会"模式。德国同行在临床操作中的医学人文关怀，点点滴滴看似微不足道，实则举足轻重。细节决定成败，随着我国医学发展的不断进步与发展，交流的不断增多，我们在医学人文关怀方面也将会做得更好，从而最终提高我国临床医学的整体水平与质量。